NOUVELLES
OBSERVATIONS

PRATIQUES

SUR LES MALADIES

DE L'ŒIL

ET LEUR TRAITEMENT.

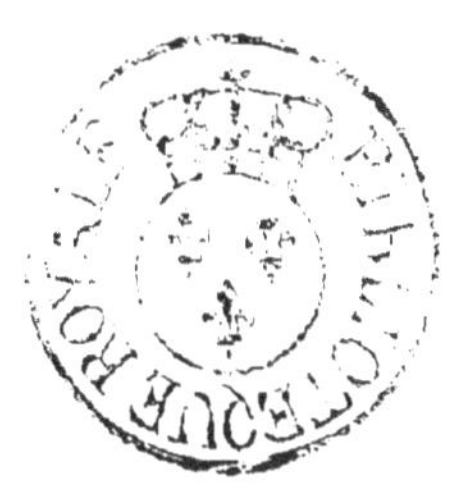

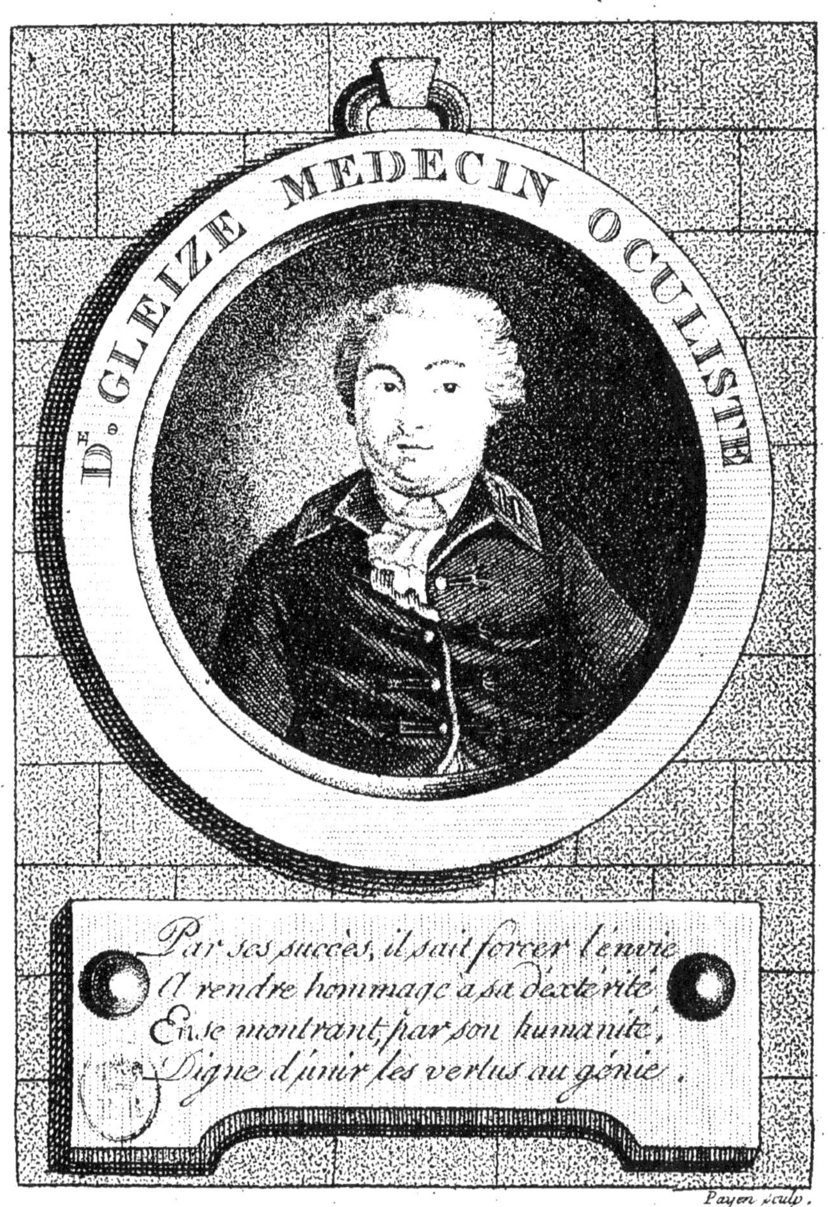

D.E GLEIZE MEDECIN OCULISTE

Par ses succès, il sait forcer l'envie
A rendre hommage a sa dextérité,
En se montrant, par son humanité,
Digne d'unir les vertus au génie.

Payen sculp.

NOUVELLES
OBSERVATIONS
PRATIQUES
SUR LES MALADIES
DE L'ŒIL
ET LEUR TRAITEMENT,

SECONDE ÉDITION, AUGMENTÉE ;

OUVRAGE fondé sur une nouvelle théorie, au moyen de laquelle, après avoir expliqué par des recherches historiques, instructives et curieuses, quels sont les premiers Maitres qui ont connu la Cataracte et son Opération, les modifications et corrections qu'on y a faites successivement jusqu'à ce jour, l'Auteur concilie plusieurs méthodes de la faire, en proposant différens instrumens nouveaux pour pratiquer cette sublime opération, ainsi que divers autres qu'il a inventés pour faciliter les succès d'autres opérations très-essentielles à faire dans un assez grand nombre de maladies qui affectent l'Œil et la Vue ;

PAR M. GLEIZE, *Docteur en Médecine, Maître en Chirurgie de la ville de Mirepoix, Oculiste du ci-devant Collége royal de Chirurgie d'Orléans, Correspondant de plusieurs Académies, etc.*

A ORLÉANS,

De l'Imprimerie de GUYOT aîné.

1812.

A MONSIEUR

LANOIX,

DOCTEUR EN MÉDECINE DE LA FACULTÉ
DE PARIS, MEMBRE DU JURY MÉDICAL
DU DÉPARTEMENT DU LOIRET, MÉDECIN
EN CHEF DE L'HOPITAL-GÉNÉRAL D'OR-
LÉANS, MEMBRE DE LA SOCIÉTÉ DES
SCIENCES PHYSIQUES, MÉDICALES ET
D'AGRICULTURE DE LA MÊME VILLE,
etc., etc.

MONSIEUR,

*Sous le titre de Médecin et Chirur-
gien-Oculiste de la ville d'Orléans,
j'ai l'honneur de vous présenter la
Dédicace d'un Ouvrage sur la partie
de l'art que j'exerce.*

*C'est un hommage que je vous dois,
Monsieur, pour vous prouver ma*

reconnaissance des soins que vous m'avez donnés dans le cours d'une maladie chronique et dangereuse, dont j'attribue la guérison à vos lumières et à vos talens.

Je m'estimerai heureux si cet Ouvrage peut me mériter la continuation de votre estime et de votre amitié.

Dans cet espoir, je vous prie de croire aux sentimens d'attachement et de considération que vous a voués pour la vie,

MONSIEUR,

Votre très-humble et très-obéissant serviteur,

GLEIZE.

INTRODUCTION.

S'il est un art dont les progrès dépendent de l'expérience, c'est sans doute la Médecine-Chirurgie oculaire; elle doit rejeter avec scrupule tout ce qui n'est fondé que sur des conjectures, et n'appeler à son secours que l'observation et la pratique. C'est pour avoir trop négligé les faits, et ne s'être pas assez méfié des écarts de l'imagination, qu'on a substitué des théories, ingénieuses peut-être, mais vagues et souvent fausses, à des remarques judicieuses et sûres.

D'un autre côté, quelques Auteurs, prévenus en faveur d'une méthode qu'ils avaient adoptée de préférence, ou d'une opération que la pratique leur avait rendue familière, se sont passionnés pour le systême qu'ils s'étaient fait, et ont rejeté aveuglément tout ce qui ne s'est point trouvé d'accord avec leurs idées. Delà cette foule d'opinions contraires sur un même sujet, ont pourtant été établies par des personnes d'ailleurs d'un vrai mérite. Essayons de rendre ces vérités sensibles, en les rapportant à la partie sans contredit la plus délicate de la Médecine-Chirurgie, celle de l'Œil : elle nous fournit un très-grand nombre d'exemples du danger qu'entraîne toujours après lui l'esprit de systême.

Livré entièrement, et depuis très-long-temps, au traitement des maladies de cet organe, j'ai eu sans cesse occasion de sentir toute l'insuffisance des ouvrages que nous avons sur cette matière : je suis bien éloigné de vouloir attaquer par cette remarque le mérite incontestable et reconnu de MM. Maître-Jan, Daviel, Janin, Percival-Pott, et autres Auteurs, qui ont les plus grands droits à notre reconnaissance ; mais la plupart s'étant copiés, on ne trouve dans chacun des livres élémentaires que très-peu d'observations neuves ; ou bien celles qui s'y rencontrent sont présentées d'une manière si décisive et avec tant d'exclusion , qu'il est facile de remarquer , du moins chez quelques-uns des Auteurs , une très - grande partialité.

Cependant il est un moyen de se préserver de l'erreur et de se maintenir dans une juste circonspection, c'est d'éviter le même écueil. Pour avoir trop voulu généraliser les procédés , pour en avoir fait un usage souvent hasardé, pour n'avoir pas enfin assez étudié et n'avoir pas traité soi-même assez de malades pour connaître le caractère distinctif de chaque maladie et les complications qui souvent en changent la nature , on a quelquefois rejeté sur la méthode elle-même les inconvéniens qui n'étaient dus qu'à une mauvaise application.

L'Auteur de la nature n'a point fait à l'homme de don plus grand que l'organe de la vue; le moindre dérangement qui s'y produit afflige non-seulement le malade, mais encore le rend incapable d'être utile à la société. Il n'est pas nécessaire d'en détailler les avantages ; nous n'avons qu'à considérer le triste état de ceux qui en sont privés. Si ce sens est le plus précieux, il est aussi le plus digne de soins.

En voyageant pour s'instruire dans cette partie importante de l'art, on se compose une science qu'on acquerrait difficilement dans le cabinet : c'est ainsi qu'avant que les nations savantes communiquassent entre elles par le moyen des livres, on n'étudiait guère que par les voyages. La médecine oculaire était encore si imparfaite, que, pour y faire plus de progrès, il a fallu reprendre cet ancien moyen de s'instruire. Hommes d'Etat, Jurisconsultes, Médecins même, tous devraient voyager avant d'écrire. Les premiers apprendraient à connaître les hommes avant de les gouverner et de les juger, et les Médecins, en pratiquant les universités, les hôpitaux et d'autres grands Médecins, parviendraient à mieux saisir le caractère distinctif des maladies qui nous environnent, et qui nous font souvent succomber avant le temps prescrit par la nature. Que ne serait-ce pas si l'on réussissait à reculer le terme des jours d'un grand homme qui fait le bonheur d'une nation, et de ceux d'un père d'une nombreuse famille, qui, lorsqu'il vient à périr à la suite d'une maladie dans un âge encore peu avancé, laisse ses enfans dans la désolation et la misère la plus affreuse.

Les anciens voyageaient dans cette vue, et allaient puiser parmi les nations étrangères des connaissances immenses et précieuses, qu'ils savaient mettre à profit et en usage pour le bonheur de leur patrie. Qu'y a-t-il de plus beau que d'être utile à ses semblables, et de plus glorieux que d'immortaliser son nom par des découvertes importantes. Puisse la jeunesse pro-

xij

fiter de son heureux temps , et , pensant à l'avenir , s'appliquer à cultiver
son esprit et ses talens ! L'émulation
a toujours été le véhicule des sciences
et des arts.

J'ai divisé cet ouvrage en deux
parties : la première contient l'anatomie succincte de l'Œil, et rappelle
les premiers hommes de l'art qui ont
parlé de la Cataracte et de son Opération ; je m'étends sur tout ce qui a
rapport à la vraie connaissance théori-
pratique de la Cataracte, sur les avantages de réunir plusieurs méthodes
pour l'opération , et sur les instrumens nécessaires pour la pratiquer.
La plupart de ces instrumens sont
nouveaux et pris sur la forme qui
convient pour servir au besoin et faciliter en même temps les élèves à
les faire fabriquer , particulièrement
ceux qui voudront s'adonner à cette
seule partie de l'art. Cette première
partie finit par un grand nombre d'observations neuves, curieuses et très-

instructives sur l'opération de la Cataracte.

Dans la seconde partie, je parle des maladies qui affectent le plus ordinairement l'Œil. Le raisonnement que je fais est fondé sur une théorie nouvelle, précise et pratique, qui manquait jusqu'à ce jour. On y trouvera aussi des instrumens gravés en taille-douce, la plupart inventés par moi.

Dans les détails que je donne, j'ai évité, autant qu'il m'a été possible, d'être prolixe; ce n'est que sur des faits pratiques que j'appuie mon opinion. Je dirai, d'après M. Daviel, que des hommes savans ont écrit sur les maladies des yeux, mais que peu d'entre eux ont pratiqué les opérations qu'elles exigent, et qu'il n'y a qu'un très-petit nombre de médecins et de chirurgiens instruits qui s'y soient appliqués.

Voilà le plan de mon Ouvrage: j'ai cherché à écrire la vérité des faits; telle a toujours été la tâche que je me suis imposée; c'est ainsi que les sciences et les arts se perfectionnent de plus en plus, lorsque ceux qui les cultivent se regardent comme membres d'une même famille, et sont toujours prêts à s'aider mutuellement, pour augmenter et enrichir leur domaine.

Je ne suis élève d'aucun Oculiste: j'ai vu opérer une seule fois la cataracte par extraction et l'onglet, par M. Lemaire, natif de Poitiers, qui passa dans ma commune en Languedoc. Cet habile oculiste se rendit à Madrid; j'appris, peu de temps après, par M. de la Bordère, médecin à Versailles, que M. Lemaire était devenu oculiste du roi d'Espagne en 1782. Les deux opérations que j'avois vu faire me flattèrent tellement que j'abandonnai presqu'entièrement la médecine et la chirurgie, pour me livrer à la seule partie de l'Œil. Je me suis formé moi-même par la lecture des bons Auteurs et les principes anatomiques que j'avais puisés à l'Ecole de Montpellier, qui me guidèrent dans la pratique de toutes les grandes opérations des yeux et de celles des parties qui environnent cet organe. Quand on a du goût pour une science, il semble que la nature vous conduit plus promptement à acquérir des connaissances, que si on étudiait sous un grand maître. Tel a été mon destin.

Je ne dois pas laisser ignorer que j'ai un Fils qui suit la même carrière que moi, et dont le Gouvernement a reconnu les services, soit dans la défense des frontières de l'Empire, soit en Egypte et à Saint-Domingue, en qualité de Médecin et de Chirurgien, en le gratifiant d'une pension. Il est en ce moment à Charlestown, ville de l'Amérique septentrionale, où il exerce sa profession avec honneur, jusqu'à ce qu'il puisse répondre au désir que je lui ai témoigné de le revoir auprès de moi, pour me seconder dans ma vieillesse.

VERS

Sur l'Opération de la Cataracte.

L'Oculiste possède un très-rare talent,
Qui se fait en tous lieux désirer ardemment.
Sa main fait un miracle éclatant sur la Vue,
La faisant recouvrer lorsqu'on la croit perdue.
Ce divin globe sert à l'homme, à l'animal,
Pour rechercher le bien, pour éviter le mal.
Belle opération ! inestimable cure,
Qui rend soudain l'œil clair, chasse la nuit obscure !
O talent admirable ! ô talent précieux,
Qui donne au genre humain le jour sorti des cieux !
Cet organe contemple et le ciel et la terre !
Dieu ! quel sens que celui qui reçoit la lumière !

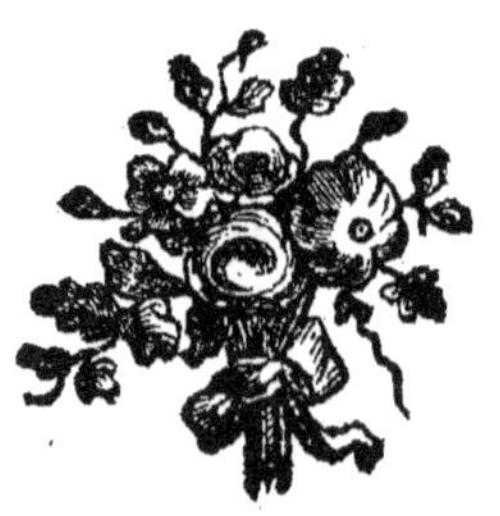

NOUVELLES OBSERVATIONS

PRATIQUES

SUR LES MALADIES

DE L'ŒIL

ET LEUR TRAITEMENT.

PREMIÈRE PARTIE.

CHAPITRE PREMIER.

Exposition anatomique de l'Œil.

Un traité complet des maladies de l'œil semblerait exiger une description exacte de toutes les parties de cet organe ; mais comme elle se trouve dans tous les élémens d'anatomie, les détails dans lesquels il faudrait entrer ne seraient à-peu-près qu'une répétition de ce qui a été écrit jusqu'à présent par nos auteurs. Il m'a donc paru suffisant de rappeler ici sommairement ce dont tout médecin - chirurgien est censé instruit.

Le globe de l'œil est renfermé dans une cavité osseuse et pyramidale, destinée à sa conservation. Il est composé 1.° de plusieurs membranes ou tuniques, étroitement unies; 2.° de deux humeurs transparentes, l'une limpide que l'on nomme *Humeur aqueuse*, l'autre qui a plus de consistance, appelée *Humeur vitrée*; 3.° enfin d'un corps diaphane qui est le *Cristallin*.

La première membrane est la *Cornée transparente*, qui occupe la partie antérieure de l'œil : elle est parsemée de petits trous imperceptibles (découverts par Sténon vers 1662), qui donnent passage à l'humeur aqueuse. C'est dans sa partie concave que réside la tunique de cette même humeur, qui occasionne par fois le staphilôme, quand la cornée se trouve ouverte.

La seconde est la *Sclérotique* ou *Cornée opaque*, qui occupe la partie postérieure et les parties latérales du globe. Son tissu, très-serré, est inégal dans son épaisseur. Cette membrane donne passage, par un trou, au nerf optique qu'elle porte, en recevant dans sa partie antérieure la cornée transparente qui s'y trouve enchâssée comme un verre dans une montre ; et quand elle est entourée de trop de graisse ou d'un exostose, alors cet organe en devient plus saillant.

La troisième est la *Conjonctive*, qui prend naissance au bord interne du tarse des paupières, et finit au limbe de la cornée transparente. Elle a un tissu lâche, qui s'étend facilement dans les ophtalmies chroniques. La conjonctive constitue la *caroncule lacrymale*, dont l'usage est de diriger les larmes vers les points lacrymaux. Elle fait naître par fois des vaisseaux variqueux, de petits bourgeons, ainsi que l'onglet.

La quatrième est l'*Albuginée*, qui forme le blanc de l'œil par l'épanouissement des tendons des quatre muscles droits et de celui du grand oblique. Elle est adhérente à la sclérotique, et offre un trait luisant qui paraît plus sensible chez les nègres. Cette membrane se termine d'une manière uniforme vers le bord de la cornée. Quand l'ophtalmie pénètre les interstices de cette tunique, elle devient plus douloureuse et plus rebelle.

La cinquième est la *Choroïde*, qui est placée sous la sclérotique. Elle est douée d'une délicatesse extrême. Ruisch y a découvert une tunique très-fine, nommée *Ruischienne*, qui avoisine la rétine. Celle qui touche la sclérotique se nomme *réticulaire*. L'une et l'autre sont parsemées de petits vaisseaux sanguins et lymphatiques et de quelques filets nerveux. La choroïde est tapissée de noir dans l'intérieur de l'œil, et forme dans sa partie antérieure le *plexus* et le *processus ciliaire*, l'*uvée*, la *tunique de l'humeur aqueuse*, ainsi que l'*iris*.

Cette dernière tunique est tantôt bleue, tantôt grise, et tantôt noire. Elle est percée, dans le milieu, d'un trou rond nommé l'*uvée* ou *pupille*. Quand les fibres rayonnées se contractent, elles dilatent la pupille ; au contraire, si les fibres circulaires sont en action, alors la pupille se resserre. D'ailleurs on sait qu'au moyen de ses fibres motrices, la pupille a la faculté de se resserrer à la lumière et de se dilater dans l'obscurité, laissant passer avec modification les rayons lumineux.

La sixième membrane enfin est la *Rétine*, qui n'est que l'épanouissement médullaire du nerf optique, suivant quelques auteurs. Elle tapisse le fond de l'œil, et se termine au plexus ciliaire. C'est en absorbant les rayons de lumière, qu'elle transmet à l'ame l'image des objets qui viennent se peindre sur elle. Plusieurs praticiens attribuent l'amaurose à la destruction ou paralysie de cette tunique ; mais ce n'est qu'à l'ouverture des yeux des cadavres de ceux qui ont été affectés de cette cécité, que nous pouvons être instruits de cette vérité : ce moyen a toujours été beaucoup trop négligé à la suite d'un grand nombre de maladies de cet organe.

L'*Humeur aqueuse*, naturellement limpide, occupe l'espace compris entre la cornée transparente et l'iris, ainsi que celui qui se trouve entre la partie postérieure et l'uvée. Ces espaces sont appelés *chambres*, qu'on divise en antérieure et en postérieure.

Les anciens croyaient que cette même humeur, une fois vidée, ne pouvait plus se régénérer, et que l'on pouvait perdre la vue par cet accident. Avicenne a prétendu que cette humeur était produite par la secrétion du cristallin; mais Nuck, médecin allemand, découvrit, vers la fin du 17.e siècle, un canal particulier, qui part de l'artère carotide interne, et qui, après avoir serpenté le long de la pupille, se divise en plusieurs rameaux autour de l'iris, s'y insère, et forme de petits corps glanduleux qui réparent l'humeur aqueuse à proportion qu'elle se perd.

L'*Humeur vitrée*, qui occupe la plus grande partie de ce globe, est d'une substance gélatineuse, transparente, et enveloppée d'une tunique appelée hyaloïde. Les cellules internes, dont la délicatesse est extrême, sont remplies de cette humeur qui sert à réparer l'aqueuse, suivant quelques auteurs : le cristallin s'y trouve chatonné ; et, dans cette position centrale, il est garanti de toute pression. Le corps vitré est convexe dans sa partie postérieure, en suivant la forme orbitaire qui est pyramidale. On voit dans sa partie antérieure, autour du cristallin, une impression de petits rayons noirs, appelés ciliaires, qui sont produits par les plis de la tunique interne de la choroïde. Plusieurs auteurs prétendent que l'humeur vitrée sert à la régénération de l'aqueuse ; cela peut être, quoique l'anatomiste Nuck dise le contraire. L'humeur vitrée, qui forme un grand volume, comprend tout l'espace qui se trouve entre le cercle ciliaire, le cristallin et la rétine.

Le *Cristallin*, nécessaire à la perfection

de la vue, est un corps transparent comme le cristal, et c'est de là que lui vient son nom. Sa substance est albumineuse, plus tendre chez les jeunes gens et plus dure chez les adultes. Sa figure ressemble à une lentille; plus convexe dans sa partie postérieure que dans l'antérieure, il se trouve assujetti dans le chaton de l'humeur vitrée par deux capsules contigues, dont l'une antérieure est appelée *cristalloïde antérieure*, et l'autre postérieure est nommée *cristalloïde postérieure*.

Morgagni a remarqué le premier une humeur renfermée entre ces deux capsules, qui sert à lubrifier le cristallin, et dont l'altération prive le malade de voir les objets. Albinus, célèbre professeur de Leyde, dit avoir découvert les vaisseaux qui nourrissent cette lentille. Suivant lui, ils partent d'une artère qui perce le centre de la rétine, traverse l'humeur vitrée, et se divise ensuite en petits rameaux qui se distribuent dans la substance du corps lenticulaire, en forme de rayons. Zinn paraît être du même sentiment qu'Albinus. M. Petit, de l'Académie des sciences, dément ces deux auteurs, et soutient que le cristallin se nourrit par imbibition de la substance lymphatique qui se trouve entre lui et sa capsule, et qu'il n'a jamais vu de vaisseaux communiquer de la cristalloïde au cristallin. M. Janin pense que ce corps lenticulaire a ses vaisseaux comme les autres parties du corps; que le fluide contenu dans l'espace qui se trouve entre le cristallin et son enveloppe, est une secrétion du corps lenticulaire; qu'il sert à lubrifier la surface du cristallin et la paroi de la cristalloïde; et enfin, qu'il est un second réservoir destiné à la régénération de l'humeur aqueuse. On imagine une chose, et l'on en exprime une autre. Tout ceci n'est donc qu'une hypothèse, et tous ces raisonnemens ne paraissent établis que sur des faits occultes : néanmoins mon opinion est que le cristallin et son enveloppe ont leurs vaisseaux particuliers.

Les nerfs optiques sont placés à la partie postérieure du globe. Ils sont assez volumineux, et tirent leur origine des éminences appelées couches des nerfs optiques. Ces deux corps blancs se réunissent devant l'entonnoir; ensuite ils se séparent pour aller pénétrer le globe et former la rétine par leur épanouissement. Plusieurs anatomistes pensent que la sclérotique est composée de l'enveloppe que ces nerfs reçoivent de la dure-mère, et la choroïde de celle qui leur

(9)

vient de la pie-mère. Vésale a découvert, en 1545, que le nerf optique ne s'insère point directement dans l'œil, mais qu'il y entre un peu de côté. Dans le siècle suivant, Eustache a démontré que si l'on met le nerf optique dans de l'eau, il s'épanouit et devient aussi mince que la toile la plus fine. J'ai observé, dans les fièvres malignes accompagnées de transport, que la compression du sang sur la couche des nerfs optiques, affaiblit et détruit même entièrement l'organe de la vue. Il est donc prudent de saigner le malade au commencement de ces sortes de fièvres.

Le globe de l'œil se meut dans son orbite par le moyen de six muscles, quatre droits et deux obliques, savoir : le releveur ou superbe, l'abbaisseur ou humble, l'adducteur ou buveur, l'abducteur ou dédaigneux, le grand et le petit oblique.

Ces muscles reçoivent leurs filets nerveux de la seconde, troisième, quatrième et sixième paire : leur usage est assez bien exprimé dans les vers suivans :

> La seconde nous fait jouir de la lumière ;
> La troisième à nos yeux donne le mouvement ;
> La quatrième trahit le secret d'un amant ;
> La sixième nous peint le mépris et la gloire.

Ces nerfs sont appelés pathétiques, parce

qu'on croit qu'ils président aux mouvemens involontaires des yeux, qu'on remarque dans l'amour, la colère, la haine et les autres passions vives de l'ame.

Chaque œil reçoit sa nourriture des vaisseaux sanguins qui viennent des carotides. Ils se glissent dans l'épaisseur des membranes pour aller joindre l'iris et y former un cercle artériel et plissé, qui laisse échapper quelques gouttes de sang, si on le blesse dans l'opération de la cataracte.

Pour conserver cet organe, l'Auteur de la nature l'a recouvert de deux paupières, l'une supérieure dans la partie interne de laquelle sont les conduits excréteurs de la glande lacrymale, qui est située sous l'arcade sourcilière, et qui fournit une partie des larmes; l'autre inférieure, qui a moins de mouvement que la première. Elles peuvent conjointement s'ouvrir ou se fermer à notre gré par le moyen de deux muscles, savoir : le releveur, qui appartient à la paupière supérieure, et l'orbiculaire, qui est commun aux deux paupières. Leurs bords sont cartilagineux, et forment, dans le grand angle de l'œil, une espèce de canal pour recevoir les larmes, au moyen d'un petit trou qu'on nomme *point lacrymal*.

Les paupières sont bordées d'une frange

de poils qu'on appelle *Cils*, et qui sont destinés à écarter de l'œil les insectes et les autres corps étrangers capables de l'offenser.

On conçoit aisément qu'un organe aussi délicat est susceptible d'éprouver un grand nombre de maladies qui sont souvent très-difficiles à guérir, et qui exigent de la part du Médecin-Chirurgien des connaissances étendues, de l'expérience et de la dextérité.

CHAPITRE II.

Traits historiques sur la Cataracte.

Les Egyptiens attribuent l'invention de la Médecine et de l'Ecriture à Hermès-Trismégiste, c'est-à-dire, trois fois maître. Il vivait 2300 ans avant Jésus-Christ. On croit que cet auteur a été ministre et conseiller du roi Osiris. Ce grand homme passe pour avoir écrit plusieurs ouvrages de médecine, entre autres un traité de maladies des yeux, suivant le rapport de Leclerc qui a écrit l'histoire de la médecine. Ce traité dut être bien reçu dans un pays où les maladies de cet organe sont très-fréquentes, à raison de la chaleur du climat et de l'acreté malfaisante des grains de sable que l'air ou le vent transportent dans les yeux : aussi , sur cent personnes , on en voit au moins trente qui deviennent aveugles.

Hermès ou Mercure passe pour avoir été le premier oculiste de l'Egypte et du monde entier , comme Esculape , qui fut , dit-on , son parent et son élève , passe pour avoir fait le premier l'extraction des dents. On dit qu'Hermès commença par apprendre l'anatomie du corps humain, et qu'ensuite il s'appliqua particulièrement à la dissection d'un œil pour en connaître la structure et remédier aux maladies nombreuses qui affectent la vue. Leclerc assure que l'on conserve avec soin des manuscrits de cet auteur dans la bibliothèque de S. M. l'Empereur d'Autriche.

Hermès, Esculape et d'autres Egyptiens célèbres ont existé peu de temps après le déluge , qui arriva vers le milieu du 17.ᵉ siècle du monde. La médecine des Grecs n'est pas si ancienne ; elle ne date que de l'an du monde 2090 , environ 400 ans après le déluge. Celse dit que la chirurgie ne commença à être enseignée séparément de la médecine et par des professeurs particuliers, que du temps d'Hérophile et d'Erasistrate ; mais que les médecins étaient toujours plus considérés , parce qu'on exigeait qu'ils fussent philosophes.

Galien et Oribase ont remarqué que Démosthène, Egyptien, avait écrit plusieurs
ouvrages très-estimés de son temps sur les
maladies de l'œil. Ils ont même cité des
faits de pratique qu'ils en avaient extraits.
Démosthène était de la secte d'Alexandre
Philadelphe.

Je pense que, dans un pays où les maladies qui affectent l'organe de la vue sont
si fréquentes et si multipliées, il devait y
avoir de célèbres oculistes pour les traiter
avec succès ; et que l'on verrait aujourd'hui
moins d'aveugles dans les hôpitaux, si le
Gouvernement prenait le soin de faire instruire des jeunes gens qu'il placerait ensuite
dans chaque département, pour veiller à
la conservation d'un organe si précieux,
et porter un prompt remède aux divers accidens qui troublent ses fonctions.

CHAPITRE III.

Des premiers Auteurs qui ont parlé de la Cataracte, et pourquoi elle a été désignée sous plusieurs noms. Conjectures sur sa formation jusqu'au temps où l'on est parvenu à connaître que c'est une maladie du cristallin, et non point une pellicule isolée.

JE n'ignore point que la cataracte, qui prive l'homme de l'usage de la vue, a été connue des médecins et des peuples de l'antiquité la plus reculée. Le célèbre Hippocrate, qui vivait 356 ans avant l'ère chrétienne, et qui a réuni le premier les principes de la médecine en un corps de doctrine, ne désigne cette maladie du cristallin, à la fin du 31.e aphorisme, 3.e section de l'un de ses ouvrages, article *De visu*, que par le changement de couleur de la pupille et la perte de sa diaphanéité naturelle. Il appelle cette affection *glaucóme* ; mais il ne dit point s'il la croit susceptible ou non de guérison ; et, quoiqu'il se soit livré au traitement de plusieurs maladies de l'œil, il se tait sur le véritable moyen de remédier à la cataracte. Les Grecs et les successeurs d'Hippocrate ont nommé cette maladie *hippochima*.

La dissection du corps humain étant défendue dans la Grèce, les anciens médecins n'ont pas été à même de reconnaître sur le cadavre l'opacité du cristallin. Riolan, l'un de nos plus célèbres anatomistes, cite à ce sujet le passage suivant d'Euripide : « Si quelqu'un, dit ce poëte, souille ses » mains d'un meurtre ; s'il touche un ca- » davre ou une femme récemment accou- » chée, le Dieu lui interdit ses autels » comme à un impie. »

Hérophile, anatomiste renommé d'Alexandrie, en Égypte, environ 300 ans avant l'ère vulgaire, exerça son art avec la plus grande distinction, et s'attira l'admiration de son roi Ptolomée Soter par ses dissections anatomiques. Il a écrit divers ouvrages qui ne sont pas parvenus jusqu'à nous, mais qui l'ont fait considérer par Galien comme un médecin profondément instruit dans la connaissance de l'anatomie et dans la pratique de la médecine. Hérophile a donné à la rétine et à l'arachnoïde les noms que ces deux tuniques de l'œil ont conservés jusqu'à ce jour. Galien ne dit pas qu'il ait parlé de la cataracte, quoiqu'il soit bien possible qu'il ne l'ait pas méconnue. Ce qui pourrait seul en faire douter , c'est qu'il ne disséquait que des cadavres de jeunes criminels, vagabons, voleurs ou assassins, qui avaient subi le dernier supplice : or l'on ne sait que trop par expérience que ces sortes de gens n'ont jamais eu la cataracte.

Le climat de l'Egypte est très-chaud , cependant la cataracte y est moins commune que dans les pays froids ou tempérés ; mais les autres maladies de l'œil y sont plus fréquentes, sur-tout la goutte-sereine , qui prive entièrement de la vue un grand nombre de ses habitans. La principale cause de ces affections doit être rapportée à une transpiration trop abondante de toutes les parties du corps , qui , absorbant continuellement le mucus et la lymphe , dessèche le cerveau et les nerfs optiques. On peut y joindre l'ardeur du soleil, les vapeurs de la terre à l'égard de ceux qui travaillent en plein air , et, comme je l'ai déjà dit, l'introduction d'un sable fin et brûlant dans les yeux, qui déterminent non-seulement une ophtalmie douloureuse avec gonflement des paupières, mais encore des abcès ou dépôts d'humeur , qui occasionnent la perte d'un œil et même des deux, par une suppuration totale ou partielle du globe. C'est ce qui a été éprouvé par la plupart de nos

soldats

soldats français qui ont fait la guerre dans ces contrées : j'en ai traité plusieurs qui, à leur retour en France, n'étaient point encore guéris de cette espèce d'ophtalmie, accompagnée de taies.

Celse pratiqua à Rome avec distinction la médecine et la chirurgie. On est incertain s'il a vécu sous le règne d'Auguste ou sous celui de Tibère ; mais il paraît plus probable que ce fut sous ce dernier empereur, à l'époque de l'établissement du christianisme. Celse a copié, pour son instruction, tout ce qu'il a trouvé de plus remarquable dans les différens ouvrages des médecins qui l'avaient précédé. Nous avons de lui un traité célèbre sur les maladies de l'œil et les opérations qu'il est nécessaire de pratiquer sur cet organe. Il y parle beaucoup de la cataracte et de son opération ; mais il dit que c'est une pellicule qu'il faut abattre. Tous les médecins qui sont venus après lui ont professé la même doctrine jusqu'au 17.ᵉ siècle, où l'on fut convaincu que la suffusion est une maladie du cristallin, et non point une pellicule isolée. Il est vrai que Celse n'avait pu connaître la cataracte cristalline par la pratique de l'anatomie du corps humain, puisque la dissection des cadavres était défendue par les lois de son pays. Les Romains avaient même un si grand respect pour les corps de leurs morts, que Sylla avait prescrit de ne leur faire aucun outrage. Ils étaient d'ailleurs dans l'usage d'en brûler le plus grand nombre peu de temps après leur décès. Il n'était pas permis non plus d'exécuter les condamnés dans l'enceinte de Rome ; et Pline rapporte qu'il était très-difficile de se procurer des cadavres pour en faire la dissection, parce qu'il était défendu de fouiller dans les entrailles des hommes. On a vu plus haut que les Grecs étaient à cet égard dans les mêmes sentimens que les Romains.

Galien fut un grand médecin et un habile anatomiste ; il posséda en outre toutes les autres sciences avec une pénétration d'esprit admirable. A l'exemple d'Hippocrate, il voyagea beaucoup pour s'instruire ; il visita les plus célèbres médecins qui se rencontrèrent sur sa route, pour connaître leurs préceptes et profiter de leurs conseils ; et il se rendit en Egypte pour y apprendre la vertu des médicamens. Il naquit à Pergame l'an 131 de Jésus-Christ, et exerça la médecine à Rome. Il jouit de la faveur de plusieurs empereurs malgré la jalousie perfide de ses collègues, qui lui donnèrent souvent lieu de redouter leur stylet plus que leur science.

(19)

L'envie est une peste incurable parmi les
hommes de tout état, et ne mérite que le
plus profond mépris.

Au bonheur du prochain ne portez point envie :
Périsse l'envieux, indigne de la vie !
Ce monstre n'est sorti des gouffres de l'enfer,
Que pour répandre ici le fiel de Lucifer.
Honorez les travaux des hommes de génie,
Dans les arts et métiers qu'estime la patrie.
Chacun dans son état doit être encouragé :
Le talent dépérit quand il est outragé.
Ne vous maudissez point au courant de ce monde,
Où l'on doit travailler afin que tout abonde.
Bénissez les bienfaits, faites beaucoup de bien,
Vous serez mis au rang du fameux Galien.

Enfin, le savant Galien, qui a tant écrit
sur les maladies du corps humain, n'a pas
omis de parler aussi de celles des yeux,
et sur-tout de la cataracte, comme on le
voit dans ses œuvres, chap. 22, *De oculis ;*
mais il s'exprime, à l'égard de cette dernière maladie, d'une manière différente
qu'Hippocrate. Il dit que la vraie cataracte
est une eau vieille ou une humeur qui se
congèle entre l'uvée et la capsule cristalline, et que la sécheresse du cristallin, qui
devient de couleur d'eau marine, est le
glaucôme. Cette distinction est fausse pour
le premier point, et vraie pour le second ;

mais cette maladie est incurable. Galien s'est donc trompé en définissant la cataracte comme tous ses prédécesseurs ; et cette erreur doit d'autant moins surprendre, qu'il n'avait anatomisé que des singes et d'autres animaux, dans un pays où il était défendu de toucher à des cadavres humains. On doit même supposer que si Galien ou d'autres médecins de son temps ont disséqué quelques corps, ces dissections ont dû être très-secrètes, et que le petit nombre qu'ils auront pu s'en procurer n'a pas suffi pour offrir à leurs observations le cristallin cataracté. Les successeurs de Galien et de Celse, tels qu'Oribase, Aëtius, Paul - d'Egine, Rhasès, Avicenne et autres, ont tenu à-peu-près le même langage sur la cataracte pelliculaire ou humorale, placée entre la pupille et le cristallin. Ils se sont tous copiés les uns après les autres, et beaucoup de siècles se sont écoulés avant qu'on ait reconnu le véritable siége de la cataracte.

Ce n'est donc que par la pratique de l'anatomie qu'on a été éclairé enfin sur cette maladie du cristallin, et que la médecine et la chirurgie ont acquis successivement les connaissances les plus étendues. Les découvertes importantes et la propa-

gation des lumières dans la science médi-
cale, ne datent en effet que de l'époque où,
le bon sens triomphant du fanatisme et de
l'ignorance, les médecins ont pu se livrer
sans crainte à l'étude du corps humain par
les dissections.

Jacques Carpi est le premier, depuis Hérophile et Erasistrate, qui ait bravé les édits
des empereurs et la fureur du peuple, en
professant publiquement l'anatomie. On né-
gligeait même alors de s'instruire, comme
on le faisait du temps de Galien, par la
dissection des corps des animaux. En 1522,
il publia un *Abrégé anatomique*, qui fut
imprimé à Bologne. Peu de temps après,
on fit courir le bruit qu'il avait disséqué
deux hommes vivans, et l'on excita contre
lui une sédition populaire. Dans toutes les
villes qui possèdent des écoles de médecine,
le peuple est imbu de semblables préjugés.
J'ai vu, de mon temps, à Montpellier, qu'on
n'aurait pas fait entrer un paysan seul chez
un chirurgien pour une couronne d'or, parce
qu'il aurait craint d'être précipité dans sa
cave et d'y être disséqué tout vif. Carpi fut
contraint de sortir de Bologne et n'y revint
plus; mais, depuis lui, on n'a pas cessé
de cultiver l'anatomie dans cette ville et
dans tous les pays policés, et c'est par elle

que l'on s'est convaincu que la cataracte est une maladie du cristallin, et non point une pellicule isolée.

Les sciences et les arts ont fait peu-à-peu de grands progrès. Les médecins modernes ont abandonné les systêmes erronés des anciens pour ne s'attacher qu'à la vérité des faits, qui les a conduits à la précieuse découverte de l'opacité du cristallin. On prétend que ce fut Lasnier, habile chirurgien, mort à Paris en 1690, qui reconnut le premier cette maladie. Morgagni dit aussi que Valsalva, né à Imola en 1666, étant professeur d'anatomie à Bologne, démontra sur le cadavre que la cataracte était une maladie du cristallin et non une membrane, et qu'il établit entre la cataracte et le glaucôme cette différence, que dans cette dernière maladie le cristallin est dur et de la couleur d'un vert-bleuâtre, tandis qu'il est mou dans la première. Il est vrai qu'il existe des cataractes mixtes, molles, etc., comme il en sera parlé plus bas.

Nos philosophes, tels que Descartes, Gassendi, Rohault et autres, avaient reconnu, dans leurs démonstrations d'optique, que l'homme pouvait voir sans le secours du cristallin. Une verité aussi claire excita de vives disputes entre les médecins et les chirurgiens. Les uns se déclarèrent les partisans de la cataracte pelliculaire, les autres de la cristalline. Les plus anciens se montrèrent les plus opiniâtres dans leur sentiment, et on les vit plusieurs fois sur le point de s'arracher leurs énormes perruques. Nous devons donc aux philosophes que nous venons de citer, d'avoir décidé invariablement cette question, qui ne l'eût été peut-être que beaucoup plus tard ; car nos bons ayeux croyaient fermement que le cristallin était le principal organe de la vision. J'en trouve la preuve dans le passage suivant du grave Dulaurens, premier médecin du roi Henri IV, que j'extrais de son *Discours sur la Vue*, imprimé à Rouen en 1649 :

« Voilà qu'il est temps de découvrir le
» plus précieux trésor de l'œil, le riche
» diamant, le beau cristallin, qui est de
» plus grand prix que toutes les perles
» d'Orient. C'est cette humeur glacée, qui
» est le principal instrument de la vue,
» l'ame de l'œil, la lunette intérieure : c'est
» elle qui est seule altérée des couleurs et
» qui en reçoit toutes les images. C'est en
» ce cristallin que se fait la rencontre de
» deux lumières, de l'extérieure et de l'in-
» térieure : c'est ce seul cristallin que toutes
» les parties de l'œil reconnaissent pour

» leur souverain et lui rendent hommage.
» La cornée lui sert de vitre, la prunelle
» de fenêtre, l'uvée de jardin pour s'é-
» gayer quand il est trop lassé, la rance
» ou choroïde de plomb pour retenir ses
» espèces, l'humeur aqueuse d'avant-garde
» pour arrêter et rompre le premier abord
» des objets qui voudraient trop prompte-
» ment entrer : l'humeur vitrée lui sert de
» cuisinier en préparant et blanchissant sa
» viande : le nerf optique sert de courier
» ordinaire, lui portant du cerveau le com-
» mandement et puissance, et rapportant
» tout aussitôt ce que le cristallin a vu :
» les muscles sont ses chevaux qui le pro-
» mènent en haut, en bas, à droite, à
» gauche et par-tout où il lui plaît. »

Cet auteur croyait par conséquent que
la lumière ne résidait que dans le cristallin,
et qu'il recevait seul l'impression des objets extérieurs ; il le considérait même comme
doué de la faculté particulière de distinguer
ce qui pouvait lui convenir ou lui nuire ;
enfin il s'exprime à ce sujet d'une manière
aussi systématique que ceux qui l'ont précédé. Il faut convenir que nos bons ayeux
ne nous ont souvent transmis que le fruit
de leurs rêves ; je ne prétends pas cependant les en blâmer ni leur en faire un re-

(25)

proche, car j'ai toujours admiré leur zèle
et leurs travaux infatigables.

Lorsque les oculistes abaissaient une
cataracte mince et desséchée par son ancienneté, ils pensaient que c'était une cataracte membraneuse ou une pellicule ; si
elle se trouvait plus volumineuse et accompagnée de petits flocons blancs, alors ils la
prenaient pour une humeur congelée dans
la prunelle ; ils étaient toujours persuadés
que le cristallin était créateur de la vue,
et qu'il se conservait sain dans son chaton.
Ils auraient dû cependant réfléchir qu'une
humeur qui, d'après leur système, se serait
trouvée isolée du cristallin, aurait laissé
la vue dans son état naturel après l'opération, tandis qu'au contraire elle reste plus
faible, parce que le cristallin, qui est nécessaire pour la perfection de cet organe,
n'existe plus. Ces oculistes n'espéraient pas
d'ailleurs d'autre résultat que de faire voir
au malade assez clair pour se conduire.

Un savant Hollandais, appelé Plempius,
démontra, de son temps, dans ses leçons
d'optique, comme d'autres philosophes l'a-
vaient fait avant lui, que le cristallin n'é-
tait pas le siége de la vue, et que, malgré
l'opinion de quelques entêtés, on pouvait
voir les objets sans lui ; il ajoutait seu-

lement que la présence de ce corps diaphane rendait la vue plus claire. Il paraît néanmoins qu'il ignorait qu'on abaissait le cristallin dans l'opération de la cataracte, et qu'il s'imaginait, comme les anciens oculistes, que ce n'était qu'une membrane ou une pellicule dont on procurait le déplacement.

CHAPITRE IV.

Des signes de la Cataracte en général.

AVANT de décrire les symptômes de la cataracte naissante, il est nécessaire d'observer qu'ils sont quelquefois équivoques, quoique assez communément certains.

Les personnes attaquées de cette maladie ont devant les yeux une espèce de brouillard, qui prend tantôt la forme d'un fil d'araignée, d'autres fois celle d'un moucheron, de flocons de laine et autres corps semblables, qui paraissent voltiger à une certaine distance.

Les progrès de cette maladie sont plus prompts chez les uns et plus lents chez d'autres.

Les yeux sont quelquefois affectés l'un

après l'autre dans un espace de temps qui n'est point déterminé ; mais il est rare qu'ils le soient tous deux au même instant. Il arrive aussi que la cataracte se fixe sur un œil et jamais sur l'autre.

Au commencement de cette maladie du cristallin, on y aperçoit un nuage profond et blanc ; bientôt ce corps, dont les accompagnemens deviennent insensiblement plus solides, perd entièrement sa transparence, et le malade est réduit à ne plus distinguer les objets, mais seulement la lumière d'avec les ténèbres.

CHAPITRE V.

Des causes générales internes de la Cataracte.

Beaucoup d'auteurs ont écrit successivement sur la cataracte ; mais leurs opinions ont été trop isolées, pour que leur raisonnement théorique ait été suivi et approfondi. Les uns ont négligé d'entrer dans les détails ; les autres l'ont fait d'une manière trop diffuse.

Je vais tâcher de rapprocher les causes de cette maladie, et de les développer pour l'instruction, d'après les connaissances que j'ai acquises, par mon expérience pratique, non-seulement sur la cataracte cristalline, mais encore sur les autres espèces d'opacités qui blessent la vue. Je n'ai pas la prétention de présenter ici mon opinion comme la meilleure ; je ne veux qu'expliquer les faits les plus positifs de ma pratique, et me rendre utile à ceux qui suivent la même carrière. Quoiqu'il soit difficile de déterminer la véritable cause qui fait perdre au cristallin sa transparence, et que cette question offre beaucoup d'incertitude, néanmoins j'espère la décider d'une manière satisfaisante, en me fondant sur mes observations particulières.

1.° Les individus des deux sexes, quel que soit l'état qu'ils exercent et la fatigue qui en résulte, seront sujets à perdre la vue par la cataracte, s'ils boivent rarement de l'eau, et si au contraire ils font un usage immodéré du vin pur, de l'eau-de-vie ou d'autres liqueurs fortes, qui, étant prises avec excès, coagulent insensiblement les humeurs, les épaississent, les échauffent, et produisent, dans un espace de temps plus ou moins long, l'opacité du cristallin.

2.° La cataracte est assez fréquente dans nos contrées, quoique le climat y soit tempéré. Elle affecte plus particulièrement ceux qui se livrent à l'agriculture, parce qu'ils sont continuellement exposés aux intempéries d'un air tantôt froid et tantôt chaud, à la pluie, à la neige, aux brouillards, et qu'ils sont mal ou trop légèrement vêtus; ce qui les rend sujets à des frissons qui répercutent assez souvent sur l'œil l'humeur épaissie, et occasionnent la cataracte chez les uns, et chez les autres diverses espèces d'ophtalmies. Les gens de la campagne se nourrissent en outre généralement mal. A la vérité, le laboureur et le vigneron mangent du salé, des pois et des choux; mais le journalier ne s'alimente le plus ordinairement que de mauvais pain avec du fromage, des oignons et de l'ail. Une nourriture aussi grossière est bien peu favorable à la conservation de la vue, qui a besoin de sucs légers et restaurans pour s'entretenir dans un état sain.

3.º Les habitans des pays du Nord, qui vivent dans une atmosphère plus froide que la nôtre, font aussi beaucoup plus d'usage que nous des liqueurs fortes. Ces liqueurs épaississent la lymphe, troublent la vue, empêchent la libre transpiration du corps, et déterminent plus souvent la suffusion que dans nos contrées. C'est sur-tout en

Suisse, où la cataracte afflige également les hommes, les femmes et les enfans, que j'ai été plus à même de faire cette observation. On peut donc en conclure avec assurance que cette maladie est plus commune et plus dominante dans les pays naturellement froids, humides, montagneux, entourés de neige, de lacs et de rivières, que dans nos climats plus tempérés et moins humides.

4.° Dans nos cités, le bourgeois, les gens d'affaires, les marchands, et généralement toutes les personnes qui mènent une vie sédentaire, sont moins sujets à avoir la cataracte que les habitans des campagnes, parce qu'ils ne sont pas exposés, comme eux, aux variations et aux intempéries de l'air. Ils n'en sont cependant pas tout-à-fait exempts ; mais j'ai observé qu'ils n'en sont guère affectés que dans leur vieillesse, par suite de l'épaississement et de la viscosité des humeurs.

5.° On doit regarder comme principales causes de la cataracte pour les jeunes gens, les fraîcheurs qu'ils éprouvent à la tête et au corps en passant subitement, dans leurs jeux, du chaud au froid, en quittant leurs habits pour vaquer plus librement à leurs exercices, et en se baignant imprudemment, pendant l'été, dans une eau refroidie par la pluie ou par l'orage. Il en résulte une suppression de transpiration et une métastase de cette humeur sur les yeux, principe ordinaire de cette maladie. Je pourrais y joindre les différens excès auxquels ils ne se livrent que trop souvent dans leur inexpérience ; mais il me suffit de dire que le trouble et la faiblesse de la vue sont les suites les plus fréquentes de leur intempérance et de leurs déréglemens.

Ce sont toutes les causes dont je viens de parler, qui font perdre au corps lenticulaire son éclat et sa transparence, parce que la circulation dépurative qui le nourrit se trouve chargée de miasmes hétérogènes qui s'arrêtent dans ses vaisseaux particuliers, les engorgent, les font tomber dans l'inertie, en leur faisant perdre leur ressort naturel, et les forcent d'abandonner le cristallin, qui devient bientôt opaque. On ne peut donc douter que c'est par la privation de son suc alimentaire, que ce corps, autrefois l'objet des chants et de la reconnaissance des poëtes, qui l'appelaient un membre divin, l'ame de la vue, le miroir de l'ame, perd pour jamais son lustre admirable.

Tout médecin ne sait-il pas que lorsqu'un

membre de notre corps ne reçoit plus sa nourriture ordinaire , il tombe dans l'atrophie et quelquefois en mortification ? Par une comparaison semblable , ne voit-on pas que lorsqu'une branche d'un arbre encore vigoureux est privée du suc nourricier de la terre , elle se dessèche et ne partage plus les faveurs du printemps ? Ainsi tout dépérit dans la nature.

Le cristallin est encore sujet à être altéré partiellement par des taches de couleur marron et quelquefois grises , qui n'augmentent ni ne diminuent pendant plusieurs années. Elles occupent ordinairement le centre antérieur de cette lentille ; cependant j'en ai vu une qui était placée à la partie postérieure. Ces taches gênent plus ou moins la vue des personnes qui en sont affectées. Je suis persuadé qu'alors la partie transparente du cristallin continue d'être alimentée par les vaisseaux nourriciers , tandis que ceux de la partie opaque sont obstrués.

J'ai eu l'occasion d'observer plus particulièrement ces sortes de taches sur deux personnes des environs d'Orléans , dont j'ai opéré successivement les deux yeux , à quelqu'intervalle de temps l'un de l'autre , dans ma maison de santé. Madame Moreau , de la commune de Patay , en Beauce , avait

à

·à chaque cristallin une tache de couleur marron. Elles se trouvèrent dans l'un à la partie antérieure, et dans l'autre à la partie postérieure. Chacune de ces taies avait la grosseur d'une tête de mouche. M. Allard, de la commune de Meung, en avait aussi une à la partie antérieure de chaque cristallin, qui formait un petit noyau de couleur gris-de-perle. La guérison de ces deux personnes a eu lieu sans aucun accident, et elles n'ont éprouvé depuis aucune altération dans leur vue.

CHAPITRE VI.

Des causes générales externes de la Cataracte.

IL est important de faire connaître, pour l'instruction des gens de l'art, que les causes externes qui produisent la cataracte sont plus variables et, l'on peut même dire, beaucoup plus douteuses que les causes internes.

De ce nombre sont ordinairement les fraîcheurs qui suppriment la transpiration de la tête, les coups portés sur les yeux, sur les tempes, sur le milieu de la tête et sur les côtés des orbites, les chutes, les piqûres qui blessent la cornée ou la cristalloïde, les contusions ou pressions trop fortes sur ces parties, les explosions de pétards, de fusées, d'armes à feu chargées de grains de plomb, etc.

Suivant les observations du docteur Brisseau, la poudre à canon qui s'enflamme près du visage occasionne la cataracte, en desséchant l'humidité et les vaisseaux du cristallin; une cataracte plâtreuse fut la suite d'un soufflet qu'un soldat avait reçu d'une batelière; un semblable accident fut déterminé par un épanchement d'eau bouillante sur la tête et sur les paupières.

Pour moi, je pense que le docteur Brisseau a attribué aux effets de la poudre enflammée près du visage, ce qui devait l'être sans doute à d'autres causes; car on ne remarque pas fréquemment des accidens de cette nature parmi les militaires, qui, en temps de guerre sur-tout, font un usage continuel de leurs fusils, et sont sujets à recevoir dans les yeux une partie de la poudre du bassinet, lorsqu'ils font feu dans une position contraire au vent. Il dit d'ailleurs qu'il n'en a fait l'expérience que sur des chiens. Je regarde au contraire la commotion causée dans ces parties par l'explosion de pétards et de fusées , et la présence dans l'œil de grains de plomb lancés par une arme à feu , comme capables de décider l'opacité du cristallin. La plupart de ces cataractes deviennent même souvent incurables par le désordre que l'organe entier a éprouvé.

Je ne contesterai pas que l'application d'un soufflet puisse déterminer la suffusion , car je compte en citer moi - même un exemple ; mais je n'ai jamais vu que l'eau bouillante ait produit cet effet. Je crois néanmoins qu'elle peut occasionner des douleurs et des crispations , qui soient suivies d'un dérangement dans la vue.

C'est un très-mauvais signe quand la pupille s'agrandit ou quand elle se rétrécit , et que l'œil diminue de volume.

L'enfant d'un maréchal d'Orléans , âgé de dix ans , reçut dans l'œil gauche un coup de pierre , qui lui déprima le cristallin. L'ophtalmie se guérit ; mais il survint une cataracte capsulaire , qui fut accompagnée d'une grande dilatation de la pupille. Six mois après , le père de cet enfant me pria de lui ôter cette membrane , dont la blancheur le défigurait. Il soutint cette opération avec beaucoup de courage , et il voit de cet œil les objets qui offrent un peu de surface.

Un autre enfant reçut plusieurs grains de plomb dans un œil par un coup d'arme à feu ; mais il fut privé de son usage par l'atrophie du globe.

Le fils d'un jardinier perdit aussi la vue de l'œil droit, à la suite d'une blessure qui lui avait été faite par une branche d'arbre qui lui avait ouvert la capsule cristalline. Deux jours après, le cristallin était devenu cataracté, et il tomba bientôt dans une dissolution totale. La pupille est néanmoins restée dilatée et très-claire après la guérison.

L'observation suivante offre un cas semblable à celui que le médecin Brisseau a rapporté, et que j'ai cité précédemment.

Un garçon - cordonnier, d'un caractère assez gai, provoqua un de ses camarades par quelques mauvaises plaisanteries. Celui-ci lui répondit par un soufflet violent qu'il lui donna sur la tempe, et qui décida en peu de temps une cataracte sur ses deux yeux.

Le fils d'un fermier de M. de Brock, dans la ci-devant province du Maine, éprouva le même accident à la suite d'un coup de pied de cheval qu'il avait reçu au milieu du nez, et en devint aveugle.

Une fille publique avait fait à l'œil d'un officier ce qu'on appelle vulgairement un suçon ; il en résulta une ophtalmie, qui fut suivie d'une cataracte.

J'ai opéré ces trois personnes avec assez de succès ; mais il est resté une grande faiblesse à l'œil de l'officier.

Ces sortes de cataractes sont ordinairement, comme je l'ai déjà dit, plus difficiles à guérir que celles qui proviennent de causes internes, à cause du désordre des organes et de la dilatation ou du rétrécissement de la pupille, qui en sont presque toujours la suite. Elles sont même susceptibles de prendre, avec le temps, un tel degré de consistance, qu'elles deviennent plâtreuses ou pierreuses.

Il est essentiel d'observer que lorsque les coups ont été violens, le corps lenticulaire peut contracter des adhérences avec la pupille et se dessécher en partie. Quelques années après, on le voit s'en séparer et vaciller dans la chambre postérieure. Cette maladie prend alors le nom de *cataracte branlante*, accompagnée de goutte-sereine.

C'est au reste l'état de l'œil et de la pupille qui doit régler le jugement de l'oculiste ; car si cet organe est devenu atrophié, ou s'il a acquis plus de volume par une cause externe quelconque, il est inutile de tenter l'opération, parce qu'elle serait infructueuse.

CHAPITRE VII.

De la Cataracte appelée de Morgagni.

MORGAGNI, célèbre professeur d'anatomie à Bologne, a découvert, entre le cristallin et son enveloppe, une humeur fluide, qui a conservé le nom de cet auteur.

Il pensait que le corps lenticulaire s'en nourrissait par imbibition. Galien avait prétendu que c'était l'humeur vitrée qui alimentait le cristallin. Avicenne était du même sentiment, et ajoutait que l'humeur aqueuse était une secrétion de ce corps. M. Petit s'est prononcé en faveur de l'opinion de Morgagni. Enfin, M. Janin regardait le fluide découvert par cet anatomiste, comme une secrétion du cristallin, destinée à lubrifier cette lentille et la paroi de la cristalloïde.

Toutes ces suppositions ne sont pas fondées, 1.° parce qu'on a reconnu que le cristallin est nourri par des vaisseaux qui lui sont propres; 2.° parce qu'il me semble que

l'humeur vitrée n'a pas reçu cette desti-
nation ; car un corps séparé n'en alimente
jamais un autre.

Il est probable que l'humeur découverte
par Morgagni est séparée du sang par des
glandes, et qu'elle circule ensuite dans des
vaisseaux particuliers jusqu'à l'organe dans
lequel elle doit se fixer. Cette humeur est
susceptible de s'altérer, soit par l'oblitération de ses vaisseaux, soit par l'obstruction des glandes qui la séparent ; et c'est
alors que, n'étant plus renouvelée, elle acquière plus ou moins de consistance, suivant la constitution et l'âge des malades.
Elle devient en effet moins âcre et moins
épaisse chez les jeunes gens que chez les
vieillards, où elle forme ordinairement une
espèce d'écaille autour du cristallin altéré.

On peut présumer aussi que lorsque le
fluide de Morgagni ne circule plus dans
la cristalloïde, il s'altère plus ou moins
dans cet état de stagnation, et prend une
consistance laiteuse, qui devient caseuse par
succession de temps.

Je ne dirai pas cependant que cette mé-
tamorphose ait toujours lieu. Quelquefois,
en effet, cette humeur reste laiteuse, et
n'endommage ni le cristallin ni son enveloppe. Ce cas est rare ; mais j'ai eu l'occa-

sion de l'observer une fois, en opérant un jeune homme de Chartres, âgé de 18 ans, qui avait une cataracte de cette espèce. Quoique la maladie fût récente, l'humeur de Morgagni avait déjà la couleur et la consistance de lait. Dès que la cornée et la capsule eurent été ouvertes, cette humeur s'écoula, et ce jeune homme vit sur-le-champ de cet œil aussi distinctement que de l'autre. Un an après, il me dit que sa vue s'était affaiblie, ce qui me fit penser que le cristallin s'était dissous. (1)

Je vais parler maintenant de la manière d'opérer une cataracte de Morgagni qui serait liquide, en supposant que le cristallin et sa capsule n'auraient éprouvé aucune espèce d'altération. Je pense que, dans ce cas, il conviendrait d'inciser la cristalloïde dans sa partie la plus déclive, en employant une solution d'extrait de belladona pour dilater la pupille. Janin et Pellier ont opéré

____

(1) Je dois faire remarquer ici que l'on voit assez souvent la cataracte cristalline sans l'altération de la capsule, et qu'il est alors à présumer que l'humeur de Morgagni, étant dans son état naturel, circule dans la cristalloïde, puisque lorsqu'on extrait le cristallin opaque, il ne sort point avec ce corps d'autre accompagnement que l'humeur aqueuse.

de ces sortes de cataractes : on peut consulter leurs ouvrages.

Il y a encore des cataractes de Morgagni qui privent tout-à-coup de la vue ceux qui en sont affectés. Les deux observations suivantes en offriront la preuve.

M. Mauricet, fabricant de drap à Saint-Aignan, âgé de 66 ans, avait, depuis huit mois, une cataracte bien formée à l'œil droit, et accompagnée des symptômes ordinaires. Un jour de dimanche, après avoir écrit une lettre, il se rendit à l'église pour entendre la messe; mais il eut à peine ouvert son livre, que son œil gauche se couvrit subitement, et qu'il fut réduit à ne pouvoir plus distinguer que la lumière d'avec les ténèbres. Un de ses voisins fut même obligé de le reconduire dans sa maison. (1) Huit jours après cet accident, M. Mauricet, qui avait résolu de faire le voyage de Paris, ayant appris que j'étais à Blois, vint m'y consulter. Je vis qu'il avait une vraie cataracte à chaque œil, et qu'il pouvait subir l'opération. Je l'opérai en effet par extraction, d'abord de l'œil

______

(1) Fernel rapporte un fait absolument semblable, chap. 5, liv. 5 de sa Pathologie. Il s'exprime ainsi : *Interdùm vidi omninò crassam atque consummatam suffusionem uno die congeri.*

gauche, qui avait été le dernier cataracté, en présence de M. Verger, chirurgien en chef de l'Hôtel-Dieu. Après l'incision de la cornée et de la cristalloïde, il s'écoula un peu d'humeur épaisse, à-peu-près de la couleur et de la consistance du lait; et, par une pression modérée, je fis sortir un petit cristallin, qui était en partie dissous et d'une couleur de gris-cendré. Le malade aperçut aussitôt son fils, qui était auprès de lui. Je lui opérai de même l'œil droit: dans celui-ci, la cataracte se trouva un peu plus volumineuse, de couleur jaune, et accompagnée de petits flocons glaireux. Je levai le bandeau huit jours après; j'aperçus alors encore un peu de cette humeur qui était restée sans doute dans la chambre postérieure, mais elle disparut bientôt par l'effet d'un vésicatoire, et le succès couronna ces opérations.

Une fille, âgée de 33 ans, avait, à l'œil gauche, une cataracte de Morgagni, qui lui était survenue inopinément. Deux ans après, elle en eut une autre par congestion à l'œil droit. Elle se rendit à l'hôpital de Grenoble, où je lui opérai les deux yeux par abaissement, en présence de M. Bilon, chirurgien en chef de cet hôpital. Aussitôt que j'eus incisé la capsule avec l'aiguille, j'observai, à chaque œil, au travers de la pupille, que la cataracte était liquide et accompagnée de petits flocons glaireux, qui vinrent se placer dans la chambre antérieure ; mais, le douzième jour, lorsque je levai le bandeau, je n'aperçus plus rien, et la malade distingua tous les objets. Sa vue s'est encore améliorée depuis.

Je suis donc bien fondé à croire, d'après ces deux observations, que l'humeur de Morgagni, qui est destinée à lubrifier le cristallin dans son enveloppe, ne pouvant plus être renouvelée lorsque les vaisseaux dans lesquels elle circule sont oblitérés, devient insensiblement âcre et visqueuse dans cet état de repos, et non-seulement acquière plus ou moins de consistance, mais contribue encore à altérer la lentille cristalline et même à la dissoudre. Nous voyons en effet, à tout âge, des cataractes plus ou moins liquides.

CHAPITRE VIII.

De la Cataracte capsulaire du cristallin.

LA capsule du cristallin a aussi ses vaisseaux particuliers, que la viscosité de la lymphe peut obstruer et altérer ; mais il n'est pas ordinaire que cette tunique perde entièrement sa transparence naturelle sans que le cristallin en soit affecté, quoiqu'il puisse l'être et qu'ils le soient même quelquefois ensemble ou séparément.

Les causes de l'altération de la cristalloïde sont : les ophtalmies, les fluxions chroniques et anciennes, les pustules à la suite de la petite-vérole. En un mot, toute extravasation d'humeur dans cette membrane peut occasionner la cataracte capsulaire. (1)

Il est important de prévenir les mauvais effets de l'humeur dans toutes les inflammations des yeux, soit par les purgatifs, les fondans, les incisifs, les vésicatoires, soit par le régime et l'application de collyres résolutifs. Si cependant on n'éprouve aucun succès de l'emploi des remèdes, et que le malade soit menacé de perdre la vue par l'épaississement de la tunique cristalline, il faut alors procéder sans délai à son extraction, après avoir dilaté la pupille avec l'extrait de belladona, délayé dans de l'eau.

Voici le résultat d'une de ces opérations :

-----

(1) M. Morand démontra, en 1722, que la tunique cristalline formait une cataracte particulière.

En 1785, pendant un séjour que je fis à Bâle en Suisse, madame Lambert, âgée de 18 ans, eut un œil affecté d'ophtalmie, à la suite de la petite-vérole. Cette inflammation fut tellement négligée, que la tunique capsulaire s'altéra entièrement, et que cette dame ne pouvait plus distinguer les objets. La pupille était néanmoins régulière, et avait conservé son mouvement naturel. La malade s'étant décidée à subir l'opération, je me déterminai à la pratiquer avec l'aiguille, à cause du larmoiement qui était occasionné par la constriction des voies lacrymales, et je la fis en présence de trois professeurs en médecine de l'Université de cette ville. Lorsque j'eus incisé et déchiré la capsule altérée, la malade vit aussitôt tout ce qui s'offrit à son regard. J'avais touché le moins qu'il m'avait été possible au cristallin qui était sain dans son chaton. Le quatrième jour, madame Lambert, s'étant écartée du régime que je lui avais prescrit, éprouva une fluxion qui fut accompagnée de douleur. Je fus curieux de voir son œil, et j'observai que le cristallin était devenu tout blanc : il s'est dissous ensuite peu-à-peu. La fluxion dura plus d'un mois, malgré l'application des remèdes les plus convenables, ce qui

fut cause que, deux mois après l'opération, cette dame distinguait moins bien les
objets ; mais en peu de temps sa vue se
rétablit dans son intégrité.

J'avais bien prévu, dans cette circonstance, que le cristallin, qui est tendre chez
les jeunes gens, éprouverait quelque changement dans sa situation, et qu'il pourrait
être dissous par l'humeur aqueuse ; c'est ce
qui est arrivé.

CHAPITRE IX.

De la Cataracte fausse, appelée Glaucôme.

HIPPOCRATE fut le premier qui donna
indifféremment le nom de *glaucôme* à la
cataracte fausse et à celle qui est susceptible
d'être opérée, ce qui prouve que cette opération n'était pas encore connue de son
temps ; car ni les médecins qui l'ont précédé, ni lui-même, n'auraient manqué de
nous instruire d'une découverte aussi importante, et d'établir une distinction entre
deux maladies dont l'une peut être guérie,
tandis que l'autre est incurable.

Galien, qui a écrit long-temps après Hippocrate, réforma ce point de doctrine ; et

ses principes ont été suivis par tous ceux qui lui ont succédé.

On désigne donc sous le nom de *cataracte fausse*, celle qu'on ne peut guérir ni par les remèdes ni par l'opération.

Cette cruelle maladie s'annonce ordinairement par une douleur lancinante à la tête, du côté de l'œil affecté. Le malade aperçoit tantôt un tourbillon de fumée, tantôt un brouillard épais, et éprouve un tiraillement presque continuel au-dedans du globe ; ce qui m'a toujours fait présumer que le glaucôme n'est qu'une affection du genre nerveux, accompagnée de douleurs rhumatismales dans toute la partie.

La vue du malade s'affaiblit insensiblement ; la pupille se dilate et devient irrégulière et immobile ; le cristallin perd son éclat et prend une couleur de bleu céleste ou d'un jaune mêlé de vert. Je l'ai extrait une seule fois à une femme indigente, pour satisfaire ma curiosité ; je le trouvai desséché, dur, et de couleur d'éméraude. J'ai observé que plusieurs malades avaient un clignotement continuel de la paupière supérieure, ce qui annonce une complication de goutte-sereine. J'ai connu une personne des environs d'Orléans, qui avait d'un côté une vraie cataracte bonne à opérer, et de l'autre un glaucôme qui l'affligeait depuis dix ans ; mais quoique cette maladie n'affecte quelquefois qu'un œil, on remarque plus fréquemment que les deux yeux en sont successivement attaqués avec les mêmes symptômes. C'est ainsi que deux sœurs, dont l'une était très-grasse et l'autre très-maigre, ont perdu complètement la vue à Tours.

Les remèdes généraux dont je fais usage au commencement de cette maladie, sont : les applications spiritueuses sur la tête et sur l'œil pour calmer la douleur, les bouillons raffraîchissans, les bains, les purgatifs et les lavemens laxatifs pour faire cesser l'état ordinaire de constipation. La nourriture doit être composée de substances animales ou végétales, de poisson, de riz, etc.; on doit sur-tout boire beaucoup de lait. J'ai pratiqué quelquefois, dans le paroxisme de la douleur, une saignée de l'artère temporale, pour diminuer l'engorgement de cette partie ; plusieurs malades en ont éprouvé à la vérité un prompt soulagement, mais la douleur s'est fait ressentir de nouveau peu de temps après. Enfin, cette maladie ne cesse de faire souffrir que lorsqu'elle est à sa terminaison et que le malade ne distingue plus rien.

J'ai

J'ai observé que les personnes d'un tempérament robuste, qui sont affectées du glaucôme, sont moins sujettes à des maladies graves.

Il paraît que l'âcreté du sang, qui occasionne la crispation, l'irritation et la sensation douloureuse des nerfs, détermine l'obstruction du nerf optique et des vaisseaux du cristallin, et par suite l'altération complète de ce corps. En général, cette maladie est compliquée de tant de causes différentes, qu'elle n'offre aucun espoir de guérison.

Peu d'auteurs praticiens ont parlé du glaucôme produit par l'altération de l'humeur vitrée, qui prend alors la couleur et la consistance d'un blanc d'œuf à demi-congelé. Le cristallin semble plus volumineux et plus enfoncé dans son chaton. La pupille se dilate et reste sans mouvement.

Je n'ai vu qu'une seule fois cette espèce de glaucôme, dont une femme, âgée de 25 ans, avait été affligée à la suite d'une fièvre ardente.

Lorsqu'on aura administré sans succès les remèdes que nous avons ci-dessus indiqués, et que l'on ne verra point céder les premiers symptômes de cette maladie, je crois qu'on peut la considérer comme incurable.

CHAPITRE X.

De la Cataracte douteuse.

ON appelle *cataracte douteuse*, celle dont l'opération ne fait espérer qu'un succès très-incertain. Telles sont toutes les cataractes, quelle que soit leur couleur, dans lesquelles la pupille, dilatée ou rétrécie, reste sans mouvement. L'oculiste praticien a lieu alors de soupçonner presque toujours une obstruction du nerf optique, un engorgement d'humeur dans les vaisseaux de la rétine, ou une dépravation de l'humeur vitrée, qui rend souvent l'œil plus flasque et plus petit que dans l'état naturel.

J'ai cependant remarqué, comme M. Guérin, que la pupille pouvait se trouver dilatée ou rétrécie, et même sans aucune espèce de mouvement, par un défaut de conformation ou à la suite de quelque maladie ou accident.

L'expérience m'a appris que la cataracte douteuse, qui est accompagnée du rétrécissement de la pupille, est plus susceptible de guérison que celle qui l'est de sa dilatation.

Je me suis hasardé plusieurs fois à pratiquer l'opération, avant que le malade fût hors d'état d'apercevoir l'ombre des objets ou la clarté du jour. J'étais alors persuadé que le nerf optique et la rétine étaient encore intacts. Le résultat en a souvent été heureux.

Lorsqu'on extrait le corps opaque, on le trouve ordinairement rond et d'un volume assez considérable. Quelquefois sa capsule est devenue plus épaisse, et a contracté plus ou moins d'adhérence, tantôt avec le cristallin, tantôt avec la pupille, ce qui la prive de son mouvement.

Je dois encore faire remarquer que, chez quelques individus, la pupille rétrécie revient dans son état naturel après l'opération, tandis que chez d'autres elle continue de rester difforme. Dans ce dernier cas, il faut l'agrandir d'un coup de ciseaux. Si au contraire la pupille était dilatée avant l'extraction de la cataracte, l'opération n'y remédie point ; les malades voient peu ensuite, et le plus souvent point du tout.

Lorsqu'on veut tirer un pronostic des différens états de la pupille, on doit avoir bien soin d'examiner aussi celui du globe et des parties qui le composent, d'observer les couleurs de la cataracte, et de s'informer des diverses causes qui ont pu l'occasionner.

C'est alors seulement que l'on peut bien juger si l'on doit pratiquer l'opération et en espérer du succès, ou s'il est inutile de la faire.

CHAPITRE XI.

Des différens degrés de consistance du cristallin cataracté, dans tous les âges de la vie.

Il est important que les praticiens soient instruits, avant de se livrer à l'opération de la cataracte, non-seulement des différens degrés de consistance que peut avoir le cristallin dans cet état de maladie, mais encore des véritables causes qui contribuent à nous offrir ce corps devenu opaque, sous une forme liquide ou caseuse chez les uns, dure ou mixte chez d'autres.

La pratique des opérations m'a fait connaître que, chez les enfans, dont toutes les parties en général sont faibles et délicates, et dont les humeurs sont beaucoup moins épaisses et moins visqueuses que chez les adultes, le cristallin, qui, dans son état naturel, a aussi bien moins de consistance que dans un âge plus avancé, devient assez constamment plus liquide dans l'état de maladie, et tombe bientôt dans une entière dissolution.

Je ne conseillerai pas, comme l'a fait un oculiste, de pratiquer l'opération à l'âge de trois ans ou même de six ; car la vivacité et le peu de raison des enfans nuiraient toujours à son succès : je pense qu'il est plus prudent d'attendre l'âge de puberté.

Les oculistes n'ont pas remarqué, ou du moins ils ont négligé d'en parler dans leurs ouvrages, qu'il arrive souvent que la cataracte liquide des enfans est absorbée par les pores de la cristalloïde non altérée, qui laisse alors passer assez de rayons lumineux pour que le malade puisse voir à se conduire sans être obligé de recourir à l'opération.

J'ai observé chez d'autres individus que, dans le cas où la tunique cristalline se sépare de celle de l'humeur vitrée, la portion la plus liquide de la cataracte se dissout, tandis que la plus épaisse, s'attachant à l'enveloppe du cristallin, et celle-ci à l'uvée, forme un obstacle à la vision. Les anciens ont désigné cette espèce de cataracte sous le nom de *pellicule*, relativement à son peu d'épaisseur. Pour moi, je ne suis que l'interprète de la nature, je rapporte ce que j'ai vu.

La cataracte caseuse des enfans est moins facilement absorbée par les pores de la capsule que celle qui est laiteuse, parce qu'elle a plus de consistance ; mais, avec le temps, elle peut se dessécher, ainsi que la capsule, comme du parchemin, et devenir membraneuse et même osseuse, lorsqu'on la garde jusqu'à l'âge de 20 ou 24 ans. Plusieurs oculistes ont fait mention de la cataracte osseuse ; je n'en ai rencontré qu'une de cette nature, dont je parlerai dans un autre endroit.

Depuis l'adolescence jusqu'à l'âge viril, la cataracte acquière un peu plus de solidité ; cependant sa consistance varie suivant le genre de vie et de travail de chaque individu. Par exemple, un jeune homme qui vivra dans l'oisiveté et qui se nourrira bien, aura les humeurs moins épaisses qu'un autre du même âge qui travaillera beaucoup et qui ne fera usage que d'alimens grossiers ; et, s'ils sont l'un et l'autre affligés de la cataracte, on la trouvera moins solide chez le premier que chez le second, dont la guérison sera aussi moins prompte après l'opération.

Les cataractes qui se forment à cette époque de la vie, sont ordinairement mixtes, adipeuses ou purulentes, et ne changent jamais de nature lorsqu'elles sont dans cet état, comme on le verra dans les deux observations suivantes.

M. de Villedon, ancien major d'un régiment d'infanterie, demeurant à Saintes, avait gardé, depuis l'âge de 34 ans jusqu'à 60, une cataracte à l'œil gauche. La suffusion de l'œil droit était à moitié formée depuis peu de temps, lorsqu'il vint me prier de lui opérer le premier. Comme il était asthmatique, je préférai de me servir de l'aiguille. Après avoir pénétré la sclérotique, j'incisai la tunique capsulaire du haut en bas, à droite et à gauche. Le cristallin s'étant trouvé liquide, se répandit à l'instant dans la chambre antérieure, ce qui m'obligea de retirer mon aiguille. J'aurais pu néanmoins, sans aucun danger, procurer une issue à cette humeur, en incisant le côté de la cornée. Le malade fut saigné; et, dix jours après, il fut parfaitement guéri.

M. de Bardonnache, ancien capitaine, âgé de 62 ans, demeurant à Grenoble, avait un œil cataracté depuis vingt ans. Je l'opérai aussi avec l'aiguille : la cataracte se trouva purulente. Il obtint une prompte et heureuse guérison.

Il est donc bien prouvé que lorsqu'une

cataracte s'est formée dans un état liquide ou purulent , elle reste constamment la même et ne prend aucune consistance avec l'âge. Les anciens avaient une opinion différente à cet égard ', car ils attendaient plusieurs années pour opérer le second œil, lorsqu'ils avaient trouvé dans le premier une cataracte molle ; mais ce qui démontre leur erreur, c'est que l'autre ne devenait jamais plus solide.

On remarque généralement que les cataractes des femmes ont moins de consistance que celles des hommes. Elles sont ordinairement mixtes ou molles. Je crois qu'on doit en attribuer la cause à la faiblesse et à la délicatesse naturelle des organes de ce sexe.

C'est ici le lieu d'observer que si l'opération d'une cataracte molle n'a pas le résultat heureux qu'on en espérait, soit par quelque accident imprévu , soit par la faute du malade , les maîtres de l'art qui y ont assisté ne manquent pas de dire que cette cataracte n'était pas mûre , et qu'on aurait dû différer de l'opérer ; en sorte que l'oculiste le plus instruit est exposé à passer pour un ignorant, et à devenir le jouet de la critique injuste de ces messieurs.

Depuis l'âge de trente ans jusqu'à celui

de cinquante, le cristallin cataracté est plus ferme et plus blanc. La cristalloïde peut être altérée en même temps ou rester saine. Il est rare de trouver, à cette époque, le corps opaque adhérent à l'uvée. La pupille conserve son mouvement naturel. Les malades distinguent encore pendant un certain temps la forme des objets, ce qui fait présumer que l'opacité de la circonférence du cristallin n'est pas alors complète. Cependant il n'est pas nécessaire d'attendre, pour faire l'opération, que la maladie ait fait plus de progrès, sur-tout lorsqu'il est important pour l'individu qui en est affligé des deux yeux, de recouvrer promptement la vue pour vaquer à ses affaires. On peut d'abord opérer un œil, et, si l'on réussit, il sera toujours temps de s'occuper de l'autre lorsque le malade le désirera.

Depuis l'âge de 5o ans jusqu'à la vieillesse, on trouve encore plus de solidité à la cataracte cristalline, en raison de celle que le corps lenticulaire a lui-même naturellement dans un âge avancé, où il prend même une couleur jaunâtre. Si l'on diffère trop long-temps de l'opérer, il n'est pas rare de voir l'altération se communiquer à la capsule et à l'humeur de Morgagni, ce qui forme alors trois cataractes réunies, qui ont assez souvent la figure d'un pois rond. Cette cataracte composée peut aussi contracter une adhérence avec l'uvée, qui imprime quelquefois sur sa surface une partie de ses petits sillons noirs. C'est cette adhérence qui empêche le mouvement de la pupille; et si, dans l'opération, on n'avait pas la précaution de la détruire avec une aiguille plate, on verrait sortir de l'œil une portion plus ou moins considérable d'humeur vitrée, par l'effet de la trop grande pression qu'on serait obligé de faire sur le globe pour expulser la cataracte. D'ailleurs la tunique hyaloïde est si mince et si faible, que le moindre effort suffirait pour la rompre. Lorsqu'il s'écoule de cette humeur avant l'issue du cristallin, et que celui-ci se porte en haut ou sur les côtés dans la chambre postérieure, il est prudent de passer une curette dans la pupille, et, par un demi-tour, de l'extraire sur-le-champ. J'ai toujours préféré d'opérer par abaissement ces sortes de cataractes pour éviter l'effusion de l'humeur vitrée et l'irrégularité de la pupille.

Il arrive aussi quelquefois, mais plus rarement, qu'après la sortie de la cataracte, il s'écoule une grande abondance d'humeur vitrée, de couleur d'eau de mer, et que le globe éprouve ensuite un affaissement considérable. Je pense que, dans cette circonstance, le volume de la cataracte s'étant opposé à l'absorption de cette humeur et à celle de l'aqueuse par les pores de la pupille, ces deux humeurs se sont altérées ainsi par leur séjour. J'ai fait avec succès, dans des cas semblables, trois opérations, qui n'ont été précédées ni suivies de ces accidens que M. Cauvin a éprouvés, selon l'observation que M. Janin en a insérée dans son ouvrage.

Dans la cataracte composée dont j'ai parlé ci-dessus, on aperçoit toujours, au travers de la pupille, l'humeur de Morgagni, devenue plus épaisse ; c'est elle qui donne la couleur blanche à cette cataracte, parce qu'elle environne de tous côtés le cristallin et le rapproche de la prunelle.

C'est aussi dans cette espèce de cataracte que l'exfoliation de la tunique capsulaire a lieu, principalement chez les vieillards, parce que l'humeur de Morgagni, ayant acquis plus de consistance et de volume, distend l'enveloppe du cristallin, et l'oblige à se séparer de la tunique de l'humeur vitrée. Ce phénomène singulier a été remarqué par plusieurs oculistes, qui ont vu avec surprise la cataracte de quelques individus se précipiter dans la partie inférieure de la pupille , et les malades recouvrer subitement la vue par un effet qui leur semblait tenir du prodige. Je l'ai observé moi-même trois ou quatre fois avec une joie que je ne saurais exprimer , sur-tout chez deux de mes malades que j'avais déjà opérés d'un œil avec succès , et dont la cataracte de l'autre s'abaissa spontanément quelques années après. J'en ai conclu que si l'on faisait souvent des mouvemens circulaires avec le pouce sur la paupière de l'œil cataracté d'un vieillard , on pourrait peut-être réussir à déterminer , par l'action de la pupille , le déplacement du corps opaque , et éviter ainsi l'opération ; car l'exfoliation ou plutôt la séparation de la tunique capsulaire est moins rare à cet âge qu'on ne se l'imagine. Combien de fois , en effet , ne m'est-il pas arrivé , après avoir ouvert la cornée , de voir sortir, en même temps que la cataracte , une partie de l'humeur vitrée , au grand étonnement de ceux qui assistaient à mes opérations , et qui ignoraient que la perte de cette humeur, qui se régénère d'ailleurs assez promptement , ne préjudicie pas à la vue d'une manière sensible !

J'ai encore observé que , chez des individus de l'âge de 60 à 70 ans , la cataracte s'était dissoute dans son enveloppe, qui ressemblait alors à une vésicule.

L'exfoliation de la membrane capsulaire peut avoir lieu indifféremment lorsque la cataracte est molle ou lorsqu'elle est dure. Dans ces deux états, le cristallin sort quelquefois de lui-même aussitôt que la cornée a été incisée; quelquefois aussi on est obligé de l'extraire avec de petites pinces.

Chez les vieillards dont la cataracte est brune ou noire, de couleur de marron ou de gris-de-fer, la cristalloïde n'est pas sujette à s'altérer ni à s'exfolier, et reste ordinairement dans son état naturel. Il est rare aussi que l'humeur de Morgagni éprouve quelque changement, ou du moins son altération n'est pas considérable. C'est dans l'opération de cette espèce de cataracte que les anciens oculistes se plaisaient à faire briller leur adresse; car le corps opaque se trouvant toujours très-solide, il est facile d'inciser ou de rompre son enveloppe, et, lorsqu'on l'a une fois fixé dans la partie inférieure de l'humeur vitrée, il ne lui est plus possible de remonter pour reprendre sa première situation.

Les coups et les chutes peuvent encore déterminer l'abaissement de la cataracte. Les deux faits suivans confirment ce principe.

M. Rosier, chirurgien de l'hôpital de Blois, se proposait de me faire opérer, à mon prochain voyage en cette ville, une femme de cet hospice, qui avait les deux yeux cataractés. Cette femme, malgré sa cécité, avait coutume de se promener seule dans la cour. Un jour, elle s'approcha trop près de la trappe de la cave, et s'y précipita. Il résulta de cet accident une blessure à la tête ; mais les deux cataractes s'abaissèrent sur-le-champ, et cette femme recouvra la vue sans le secours de l'opération.

En 1802, une marchande de poisson de la ville de Caen me pria de regarder un de ses yeux, que je trouvai dans son état naturel. Elle me dit que cet œil avait eu une cataracte, mais qu'elle en avait été guérie par un soufflet violent que son mari lui avait donné sur la tempe. Je lui répondis que ce soufflet lui avait été doublement utile, puisqu'en épargnant sa bourse il lui avait évité la douleur de l'opération.

Il n'est pas difficile d'expliquer la raison de cette cure accidentelle et heureuse. En effet, la commotion occasionnée par le soufflet sépara à l'instant la tunique capsulaire, exfoliée ou non, de celle de l'humeur vitrée, et le corps opaque descendit par son propre poids dans la partie inférieure de la chambre postérieure.

CHAPITRE XII.

De la vraie Cataracte.

La vraie cataracte est celle qui est produite par l'altération entière ou partielle du cristallin.

Elle paraît en forme de taie blanche, brune, grise, etc. On l'aperçoit au-delà de la pupille, à travers la cornée transparente. Le passage des rayons lumineux est alors intercepté en partie ou en totalité, et le malade est réduit à ne voir les objets que confusément, et souvent même à ne plus distinguer que la lumière d'avec les ténèbres.

Lorsqu'on veut reconnaître parfaitement une cataracte, on fait asseoir le malade près d'une fenêtre ; on lui fait fermer l'œil sain ; on pose le doigt sur la paupière de celui qui est cataracté ; on y fait circulairement une légère friction, et l'on invite ensuite le malade à l'ouvrir tout-à-coup. Si, dans ce moment, la pupille se dilate ou se resserre, c'est un bon signe, et l'on est alors assuré que l'iris, l'humeur vitrée, la rétine et le nerf optique n'ont souffert aucune altération, puisque les rayons lumineux passent encore, quoique faiblement, à la circonférence du corps opaque, et produisent cette sensation en se portant sur la rétine. C'est à ce sujet que Maître-Jan a dit que l'ame émue dilate et resserre la pupille, à-peu-près comme elle le ferait si l'œil n'était pas travaillé de cataracte. Ce signe n'est jamais équivoque, et, lorsqu'il se rencontre, on ne doit pas hésiter à pratiquer l'opération; car on a tout lieu d'espérer qu'après l'extraction ou l'abaissement du cristallin, le malade recouvrera la vue.

Cependant, lorsque le malade discerne encore les objets, il ne faut pas trop se presser de l'opérer, pour ne pas s'exposer à des reproches dans le cas où l'on n'aurait aucun succès; et s'il a les deux yeux affectés de ces espèces de cataractes qui ne mûrissent jamais complètement, il est prudent d'attendre pour opérer le second, que le premier soit tout-à-fait guéri. Une seule circonstance pourrait déterminer à ne pas différer l'opération, c'est lorsqu'on a lieu de craindre que le corps opaque ne contracte, par l'effet du temps, une adhérence intime avec l'uvée.

Un

Un trop grand froid et une chaleur excessive sont contraires au succès de cette
opération. On peut d'ailleurs la faire en
tout temps, en prenant les précautions convenables ; mais on doit préférer, autant qu'il
est possible, la saison du printemps ou de
l'automne.

Il est plus important qu'on ne l'imagine
de ne point informer d'avance les malades
du jour qu'on a fixé pour les opérer ; car la
révolution que cause la crainte de la douleur, chez les personnes qui sont naturellement sensibles et délicates, détermine
des accidens qui retardent la guérison et
qui affaiblissent la vue. Pour moi, je suis
dans l'usage de les surprendre à jeun, et
de ne les prévenir qu'au moment même de
l'opération.

CHAPITRE XIII.

De la préparation à l'opération de la Cataracte.

PLUSIEURS oculistes regardent comme in-
différente la préparation du malade avant
l'opération de la cataracte ; mais il est très-
facile de réfuter cette opinion, qui est d'ailleurs contraire à la mienne.

En effet, cette préparation est d'autant plus utile, qu'elle a pour but de diviser chez les uns la lymphe épaissie, et d'adoucir chez d'autres l'acrimonie des humeurs. Elle sert encore à calmer les douleurs de la tête et des yeux, et à prévenir ces ophtalmies violentes qui ne sont que trop souvent suivies de la perte de la vue. En général, si les malades ont été bien préparés avant l'opération, on a moins à craindre d'accidens consécutifs, et la guérison est beaucoup plus prompte.

Par exemple, la cataracte affligeant plus particulièrement les grands buveurs de vin, si l'on ne prépare pas ces sortes de personnes pendant dix à quinze jours avant de les opérer, pour tempérer la chaleur de leur sang, les accidens qui surviennent peuvent non-seulement leur faire perdre la vue, mais encore occasionner l'affaissement du globe par suite d'une longue et abondante suppuration.

Il faut rarement se fier au physique extérieur et aux discours des cataractés ; car il arrive souvent que l'homme le plus dissolu ou du caractère le plus fougueux, prend le masque de la vertu ou de la douceur pour mieux en imposer. S'il est adonné au vin, il assurera qu'il n'en boit qu'avec modération ; et cependant il sera connu pour s'enivrer fréquemment. On ne peut pas avoir plus de confiance dans les renseigne-mens qu'on reçoit des parens, dont le plus grand tort est de chercher toujours à céler les vices et les passions dominantes de ceux qui réclament notre secours et nos soins. Il est néanmoins nécessaire de prévenir ces malades sur le genre de préparation qui leur convient et le régime qu'ils devront observer avant et après l'opération. Si l'on s'aperçoit qu'ils ne soient pas disposés à s'y assujétir, il vaut mieux refuser de les opérer que de s'exposer à le faire sans succès ; car, plus il est glorieux pour l'oculiste de pouvoir rendre la vue à celui qui l'a perdue, moins il doit négliger les moyens qui lui sont indiqués pour y parvenir sûrement.

Les indigens qui se présentent dans les hôpitaux pour y être opérés de la cataracte, doivent être préparés pendant quelque temps, et faire usage de bons alimens qui changent la nature de leur sang appauvri; sans cette précaution, il survient des accidens qui rendent ordinairement l'opération infructueuse.

Les personnes sanguines et celles qui sont habituellement constipées ou très-échauffées, ont besoin d'être long-temps préparées par des boissons délayantes et une nourriture saine.

J'invite en conséquence les médecins et les chirurgiens, qui connaissent le tempérament de leurs malades, à ne point les livrer entre les mains de certains oculistes, avant de s'être assurés eux-mêmes qu'ils sont bien disposés pour l'opération.

On ne doit opérer les femmes et les filles qui sont sujettes aux vapeurs, qu'après que les accès se sont calmés, soit naturellement, soit par l'effet des remèdes; car le moindre inconvénient serait de ne pas réussir. Si elles sont sur le point d'avoir leurs règles, il faut différer l'opération jusqu'à leur cessation, pour prévenir les maux de tête et les douleurs qui pourraient affecter l'œil opéré. La prudence exige aussi qu'on attende la délivrance des femmes enceintes, parce que le régime sévère qu'on serait obligé de leur faire suivre, pourrait être nuisible à la mère et à l'enfant.

Les personnes d'un tempérament bilieux ou cacochyme, et généralement toutes celles qui paraissent avoir beaucoup d'humeur, doivent subir une plus longue préparation que celles qui jouissent d'une bonne santé. On ne négligera pas de leur appliquer un emplâtre vésicatoire, soit à la nuque, soit au bras, quelques jours avant de procéder à l'opération, pour procurer une dérivation à l'humeur, et l'empêcher de se porter sur l'œil opéré.

Les remèdes préparatoires qui conviennent aux cataractés, varient suivant les indications ; c'est à leurs médecins ou aux oculistes les plus instruits par la pratique des opérations à en diriger le choix. On ordonne aux uns des tisanes légères, de la limonade ou des bouillons raffraîchissans ; on prescrit à d'autres la saignée, les purgations, les lavemens, les bains, les pédiluves, etc.

Lorsque les élèves qui se destinent aux opérations et au traitement des maladies de l'œil se seront bien pénétrés de tous ces principes, dont un grand nombre a été omis par les oculistes dans leurs ouvrages, ils avanceront plus rapidement dans la carrière qu'ils ont à parcourir.

CHAPITRE XIV.

*Des accidens graves qui résultent du dé-
tachement de la tunique ciliaire dans
l'opération de la cataracte par extraction
ou par abaissement, et des moyens de
l'éviter.*

QUAND la cristalloïde s'est épaissie, elle
contracte quelquefois une adhérence intime
avec la tunique ciliaire, et l'on s'expose alors
à enlever l'une en même temps que l'autre,
si l'on extrait la capsule avec des pinces.

Cet accident a toujours des suites très-
fâcheuses. Peu de temps après, le malade
éprouve des douleurs dans l'œil et dans
toute la tête, la fièvre, l'insomnie et un
mal-aise général ; bientôt une inflammation
violente s'empare de l'œil ; la suppuration
lui succède ordinairement, et la perte de
la vue est inévitable. Si l'on en croit même
le rapport des auteurs, cet accident a occasionné quelquefois des convulsions et la
mort.

Je ne dois pas dissimuler que j'ai vu un
jeune homme de l'âge de 16 ans sur le point
d'être la victime d'une opération dans laquelle, en voulant extraire la capsule cris-

talline avec mes pinces, j'avais enlevé en même temps la couronne ou tunique ciliaire, qui y était adhérente. Ce jeune homme en fut dangereusement malade ; mais l'application d'un vésicatoire, les bains de pieds, les saignées du bras et un régime méthodique lui sauvèrent la vie.

Il est donc plus prudent de ne pas extraire la membrane cristalloïde, ou de se borner à la percer en croix, que de s'exposer à détacher le ligament ciliaire, qui est destiné à maintenir la prunelle dans son état naturel.

Il paraît que plusieurs oculistes ont été surpris, comme moi, par les effets de cette adhérence ; car ils en ont inséré des observations dans les Mémoires de la ci-devant Académie royale de chirurgie.

J'en conclus qu'il faut être doué d'une grande sagacité et d'une profonde pénétration d'esprit pour se livrer avec succès à l'illustre et délicate opération de la cataracte, et que l'oculiste doit toujours être guidé par les meilleurs principes dans la pratique de son art.

CHAPITRE XV.

De l'opération de la Cataracte par abaissement.

DE toutes les opérations chirurgicales, il n'en est point de plus délicate, de plus brillante et de plus admirable dans ses résultats, que celle de la cataracte ; car le sort malheureux d'un aveugle intéresse toutes les classes de la société, et l'on désire vivement qu'il puisse recouvrer la vue.

Mais, de même que la plus belle rose n'est pas sans épines, de même aussi la carrière de l'oculiste est remplie d'écueils continuels. En effet, s'il réussit, par ses talens et son adresse, à rendre la vue à ses malades, on le comble d'éloges ; si au contraire quelques-unes de ses opérations n'ont pas le succès qu'on en attendait, l'opinion publique se tourne aussitôt contre lui, et la critique s'exerce à ses dépens. Tel est le sort ordinaire des hommes de génie.

> Que le Dieu créateur, qui nous a fait connaître
> Le précieux talent du bel art de guérir,
> Conduise notre main qui doit redonner l'être
> Au sens le plus brillant ! c'est là notre désir.

Celse, habile médecin romain, a décrit le premier l'opération de la cataracte par abaissement. Elle nous a été transmise ensuite par tous les auteurs qui lui ont succédé et qui ont copié ses ouvrages.

Plusieurs médecins modernes ont prétendu que cette opération était connue avant Celse; mais rien ne le prouve. Galien, qui a fait l'éloge des auteurs qui avaient écrit avant lui ou de son temps sur la médecine, ne parle point de l'inventeur de l'opération de la cataracte ; il dit seulement, dans son Introduction, que l'on avait imaginé de guérir cette maladie par l'opération, depuis qu'on avait vu que des chèvres qui en étaient affectées, avaient recouvré la vue, en paissant dans un bois, par la piqûre d'une épine qui leur avait percé par hasard la cornée.

Il faudrait d'abord supposer que la cataracte de ces animaux était liquide , et que l'épine aurait ouvert en même temps la cornée et la tunique cristalline ; mais il est bien possible aussi qu'on se soit trompé sur la nature de la maladie, et que ce ne fût qu'un hypopion. Ainsi ce problême reste encore à résoudre, comme celui du cheval marin qui a donné le premier l'idée de la saignée.

6*

D'après les conjectures du docteur Petit, on peut fixer l'époque de l'invention de l'opération de la cataracte au temps où Hérophile et Erasistrate exerçaient la médecine en Egypte, sous le règne de Ptolomée Soter et de Philadelphe. Hérophile passe, suivant Guérin, pour avoir disséqué 600 cadavres, ce qui semblerait autoriser à croire qu'il pourrait avoir rencontré des cataractes, et que ce serait lui qui aurait indiqué le véritable moyen de les guérir par l'opération ; mais toutes ces suppositions ne peuvent faire cesser nos doutes, par les motifs que j'en ai donnés au chapitre 3 de cet ouvrage, en parlant d'Hérophile.

Voici la manière dont on opérait la cataracte par abaissement, du temps de Celse, d'après la description qu'il en a donnée lui-même :

On plaçait d'abord le malade dans une situation solide et à l'exposition d'un jour favorable ; après avoir relevé la paupière supérieure, on prenait une aiguille plate, et on la plongeait dans la sclérotique, vers la partie moyenne de l'œil, du côté du petit angle, et à une ligne et demie de la cornée ; on portait ensuite la pointe de l'aiguille sur le sommet de la cataracte ou pellicule, comme on l'appelait alors, pour l'abaisser ou la rouler sur elle-même, et la précipiter dans la partie inférieure de l'humeur vitrée ; on la maintenait un instant dans cette position ; puis on soulevait un peu l'aiguille pour voir si le corps opaque remonterait : s'il restait fixe, on retirait l'instrument, et l'on pansait l'œil avec de la laine fine imbibée de blanc d'œuf (1). Après l'opération, le malade se couchait dans un lit, la tête un peu élevée ; on fermait exactement les rideaux du lit et des fenêtres ; l'opérateur prescrivait le régime que le malade devait suivre, et lui défendait de parler, de cracher et de se moucher, ou du moins de ne le faire qu'avec une très-grande réserve et seulement dans le cas d'une nécessité indispensable. Huit ou dix jours après, on levait le bandeau pour examiner l'état de l'œil : si la cataracte n'avait pas changé de place, et s'il n'était pas survenu de fluxion, la guérison était parfaite.

Je trouve cette méthode très-ingénieuse, et je crois que si les oculistes qui ont pra-

----

(1) Celse se servait de laine fine au lieu de charpie, parce que le linge était alors si rare que les Romains ne portaient pas même de chemises.

tiqué cette opération depuis Celse jusqu'à nos temps modernes, l'avaient suivie exactement et s'étaient bien pénétrés des principes de cet auteur, ils auraient sans doute obtenu plus souvent du succès. En effet, Celse s'exprime ainsi : « Il faut rouler la » cataracte sur elle-même avec l'aiguille, » et, lorsqu'elle est bien roulée, l'abaisser » et la maintenir dans cet état. » En roulant ainsi le corps opaque dans tous les sens, on détachait toutes les fibres et les adhérences, et la cataracte, étant isolée, ne pouvait plus remonter, à moins qu'un accident ne la fît changer de place. Les oculistes modernes faisaient donc une grande faute en abaissant à-la-fois le cristallin et son enveloppe, parce que l'un et l'autre restaient presque toujours unis par quelques fibres qui attiraient de nouveau le corps opaque dans sa première position. Il en résultait qu'ils étaient obligés de recommencer plusieurs fois l'opération, et que l'incertitude du succès déterminait les cataractés à ne plus y recourir, et à garder leur infirmité jusqu'au tombeau.

Le savant Daviel fut du nombre de ceux qui éprouvèrent les inconvéniens et la difficulté de l'abaissement du cristallin, surtout lorsque la cataracte était mixte, à cause de la rétrogradation occasionnée par l'élasticité de l'humeur vitrée, qui pénétrait à travers le corps opaque; mais, bien loin de se décourager, il redoubla de zèle, et imagina qu'il serait possible d'extraire la cataracte hors de l'œil. La première fois qu'il fit cette opération, ce fut en 1745, sur un hermite qui demeurait à Aiguilles en Provence : elle n'eut aucun succès. Néanmoins, comme il crut devoir l'attribuer à des circonstances indépendantes de cette méthode, il tenta quelque temps après une nouvelle épreuve, qui lui réussit parfaitement. Il se décida alors à préférer ce dernier moyen à l'abaissement, quoiqu'il n'y renonça pas encore entièrement, et qu'il ne cessa d'en faire usage qu'après un voyage qu'il fit à Manheim pour y traiter la princesse de Deux-Ponts d'une ophtalmie invétérée.

Je ne prétends pas contester le mérite de Daviel; mais il me semble qu'il ne pouvait pas ignorer que de Saint-Yves et M. Petit avaient fait avant lui cette opération, le premier sur un marchand de Sedan en 1707, et le second sur un prêtre, l'année suivante. A la vérité, ces oculistes n'avaient eu d'autre but que de remédier à un déplacement du cristallin endurci, qui avait

passé naturellement , ou par quelque accident , dans la chambre antérieure , peu de
temps après l'abaissement. De Saint-Yves
était persuadé aussi qu'il était un des premiers qui l'eût faite , car il assurait qu'il n'en
avait jamais entendu parler. Il avait réfléchi que , puisqu'on ouvrait sans danger
la cornée pour évacuer un hypopion, on
pouvait user du même moyen pour extraire
un corps solide. Il fit son opération en présence de M. Méry , célèbre chirurgien de
Paris , et donna ensuite à l'Académie royale
des sciences un Mémoire dans lequel il pré-
tendit que , dans tous les cas de la suffusion , il y avait moins d'inconvéniens à
extraire le cristallin qu'à l'abaisser au-dedans de l'œil. M. Thuraut , médecin de la
faculté de Paris , a soutenu , dans sa thèse
du 14 mars 1752, que l'extraction de la
cataracte était une opération ancienne qu'on
avait abandonnée , et qui avait été pratiquée autrefois chez les Arabes. On peut
lire encore sur ce sujet les remarques curieuses de M. Petit , insérées dans le Mercure de France du mois d'août 1752, à
la suite de l'extrait d'un Mémoire de M.
Daviel.

Il ne reste donc à M. Daviel que la
gloire d'avoir fait un principe général de

l'extraction de la cataracte, et de l'avoir mise en usage dans toutes les circonstances ; mais il en est de ce principe comme de tous ceux qui, quoique bons en eux-mêmes, cessent de l'être par une application trop étendue, et la meilleure pratique perd ses avantages lorsqu'on agit sans discernement. C'est ce qui est arrivé à M. Daviel pour avoir voulu rendre sa méthode universelle ; il s'est élevé des doutes sur son efficacité, et elle a rencontré des adversaires qui l'ont combattue avec le plus vif acharnement.

Je ne connais qu'un seul moyen de concilier les opinions sans risquer d'être soupçonné de partialité, c'est de ne rejeter ni d'admettre exclusivement aucune des deux méthodes, de discuter les inconvéniens que chacune peut avoir, et de préférer celle que l'expérience nous aura indiquée comme la meilleure, suivant les circonstances et la nature de la maladie.

Cependant, comme il y a des cas, que je ferai connaître dans un autre article, où l'on ne peut se dispenser de pratiquer l'opération par abaissement, je parlerai ici d'une nouvelle méthode de la faire, qui m'a paru plus sûre et plus facile que celle qui est décrite par les auteurs.

Deux heures avant l'opération, je fais

instiller sur l'œil cataracté deux ou trois gouttes d'extrait de belladona , délayé dans de l'eau , pour dilater la prunelle. Au moment d'y procéder , je passe sous la paupière supérieure l'élévatoire (O), que je fais tenir verticalement par un aide ; je prends alors l'aiguille plate (E), que je trempe dans l'huile d'olive (1) ; je la plonge dans la partie moyenne de la sclérotique , à une ligne et demie de la cornée ; j'en dirige la pointe sous la cataracte , et je la soulève tout-à-coup vers le haut de la chambre postérieure : je détache ou je romps ainsi toutes les fibres ou les adhérences qui peuvent exister entre le corps opaque et la capsule ; je porte ensuite l'aiguille vers le sommet du cristallin , et je l'abaisse dans la partie inférieure de l'humeur vitrée , en divisant le haut de la capsule : je force , par ce moyen , le corps opaque de rester dans le bas de la pupille.

Si la cataracte est molle ou mixte , j'incise circulairement son enveloppe , et je l'agite avec l'aiguille pour accélérer sa dissolution.

------

(1) L'huile adoucit l'irritation causée par la piqûre : j'en mets aussi deux ou trois gouttes sur la plaie , lorsque l'opération est terminée. La pommade composée avec le sain-doux , la cire blanche et l'huile , convient également.

Lorsque

Lorsque le cristallin , se trouvant solide , s'échappe dans la chambre antérieure , je passe l'aiguille au travers de la pupille ; je le pique dans son milieu , et , en retirant l'instrument , je soulève le corps opaque vers le haut de la chambre postérieure, pour l'isoler des fibres de la capsule qui pourraient le faire remonter ; je le place ensuite à la partie inférieure de la pupille.

Je dois observer que si l'on plonge l'aiguille plus haut ou plus bas que dans la partie moyenne de la sclérotique, on trouve cette membrane plus épaisse et parsemée de filets nerveux qu'on peut appeler sympathiques , parce qu'ils communiquent de la dure-mère aux yeux et à l'estomac. La piqûre de ces filets de nerfs occasionne une douleur de tête violente , des élancemens dans l'œil opéré , des nausées et même des vomissemens , qui ne cessent qu'après 30 à 36 heures (1) ; le pouls est ordinairement élevé , et les malades éprouvent de l'insomnie et de l'agitation pendant toute la durée des symptômes. On peut recourir à

---

(1) Il est rare qu'il survienne des vomissemens à la suite de l'opération par extraction. Je n'ai vu cet accident arriver que deux fois. La cornée transparente est moins sensible , parce qu'elle est dépourvue de nerfs.

la saignée pour calmer cette douleur ; mais elle ne procure quelquefois aucun soulagement.

Quand l'opération a été longue et laborieuse, il survient assez fréquemment un mydriasis à la pupille, et alors le malade voit peu ou ne voit point du tout ; cependant il est possible, comme j'en ai des exemples, qu'il recouvre la vue quelque temps après ; mais elle reste toujours faible.

J'emploie pour le pansement une infusion émolliente de fleurs de camomille ou de guimauve, à laquelle j'ajoute quelques gouttes d'eau de Cologne. Le régime doit être le même que celui qui sera indiqué à la suite de l'opération par extraction.

Voici les circonstances dans lesquelles on doit préférer de faire l'opération par abaissement :

1.º Lorsque les cataractés ont une constitution faible ou viciée, tels que les cacochymes, les scorbutiques et autres : le procédé de l'extraction leur cause presque toujours le staphylôme de l'iris ou de la tunique de l'humeur aqueuse ; l'humeur se porte avec plus d'abondance sur la plaie, qui s'élargit et devient très-difficile à cicatriser, et il en résulte souvent la perte de la vue.

2.º Lorsqu'ils ont les yeux saillans : on trouve alors plus de facilité à rouler la cataracte sur elle-même, à la placer dans le bas de la pupille et à l'y fixer ; on évite ainsi l'évacuation de l'humeur vitrée et la dilatation irrégulière de la pupille, inconvéniens inséparables de l'autre méthode.

3.º Lorsqu'ils sont athsmatiques : la force et la fréquence de la toux ne permettent pas d'employer pour eux le procédé de l'extraction, qui pourrait être suivi non-seulement du staphylôme de l'iris, mais encore de la suppuration partielle ou totale du globe.

4.º Lorsqu'ils ont les paupières éraillées : cette indisposition, qui les empêche de fermer les yeux, rendrait très-dangereuse la plaie qui résulterait de la méthode de l'extraction.

5.º Lorsqu'ils ont de larges taies : on aurait lieu de craindre de les agrandir en incisant la cornée ; d'ailleurs, l'humidité excessive du globe retarderait la réunion de la plaie, et pourrait occasionner le staphylôme de la tunique de l'humeur aqueuse ou de l'iris.

6.º Lorsqu'ils ont les yeux trop mobiles : on risquerait de blesser l'iris en incisant la cornée, et de causer une hémorragie.

7.º Lorsqu'ils ont les yeux naturellement

petits : le procédé de l'extraction est alors presque toujours impraticable, parce qu'en voulant fixer le globe avec le doigt ou avec un fixe-œil, il s'enfonce davantage dans l'orbite.

CHAPITRE XVI.

De la manière d'opérer la Cataracte par extraction.

JE suis enfin parvenu à cette célèbre opération qui jouit d'une si grande faveur dans toute l'Europe, et dont la découverte nous **a** procuré des connaissances bien plus étendues que celles des anciens oculistes.

Cette méthode, qui a trouvé beaucoup d'adversaires dans son origine, est aujourd'hui assez généralement adoptée, sur-tout en France.

L'ingénieux Daviel la pratiquait dans toutes les circonstances ; mais il employait un trop grand nombre d'instrumens pour extraire le corps opaque, et la moitié de ses opérations n'avait aucun succès. Il a fallu bien des années pour la perfectionner, la simplifier, et assurer les avantages de ses résultats.

Voici le procédé opératoire que je mets en usage pour faire l'extraction de la cataracte :

Je fais asseoir le malade auprès d'une fenêtre, de manière que le jour donne latéralement sur l'œil que je dois opérer ; je pose un bandeau sur l'autre œil, lorsqu'il est même dans l'état de cécité ; la tête du malade est maintenue par un aide et appuyée sur sa poitrine ; je prends l'élévatoire (O), qui est de mon invention, que j'incline sous la paupière supérieure, et que je fais tenir ensuite verticalement par l'aide (1); j'introduis dans le doigt du milieu de ma main gauche l'ophtalmostat inventé par M. Demours, et, en baissant la paupière inférieure avec le doigt indicateur, je place la pointe de cet instrument au bord de la cornée pour rendre l'œil tout-

------

(1) On ne peut pas se dispenser d'employer l'élévatoire lorsque les yeux sont trop mobiles ou lorsqu'ils sont trop enfoncés. Cet instrument retient plus sûrement la paupière que les doigts d'un aide, qui la laissent souvent retomber par maladresse ou par toute autre cause, ce qui est très-gênant pour l'opérateur, parce qu'il est obligé de la relever de nouveau, et qu'il court le risque de ne pouvoir terminer librement l'incision.

à-fait immobile ; je pratique alors l'incision avec le bistouri (D).

Je me sers ordinairement de l'ophtalmostat ou fixe-œil de M. Demours, parce que je le regarde comme préférable à tous ceux qui ont été inventés jusqu'à présent. J'opère avec beaucoup plus de sûreté ; je fais presque toujours d'un seul coup la section de la cornée, et je n'ai jamais vu l'iris se porter en avant et s'offrir au tranchant du bistouri, comme il arrive assez communément lorsque les yeux sont très-mobiles, irritables ou larmoyans, au moment de l'opération. Cette disposition empêche d'ailleurs que l'on puisse fixer l'œil avec le doigt. Assez souvent, dans ces circonstances, un mouvement spontané du globe ne m'a pas permis de continuer l'incision, et, la section de la cornée se trouvant trop petite, je n'ai pu faire sortir le corps opaque qu'en exerçant une très-forte pression sur l'organe ; mais, peu de temps après l'opération, les malades ont éprouvé une douleur vive et un tiraillement aux deux angles de la plaie. Je pense que, pour éviter cet inconvénient, l'oculiste doit alors abaisser la cataracte ou agrandir l'incision avec les ciseaux à la Daviel pour en faciliter l'extraction ; c'est le seul moyen de prévenir des accidens qui pourraient causer la perte de la vue.

Il est important d'étendre suffisamment la section de la cornée, non-seulement pour que l'issue du corps opaque soit plus prompte, mais encore pour qu'il soit suivi de tous ses accompagnemens et sur-tout d'une plus grande portion de la cristalloïde ; car si cette membrane n'était ni extraite ni divisée, elle formerait bientôt, dans son état d'altération et d'opacité, une cataracte secondaire qui exposerait le malade à subir une nouvelle opération pour en être délivré.

Quelques oculistes prétendent qu'il faut simplifier cette opération le plus qu'il est possible, et que d'ailleurs la piqûre de l'ophtalmostat peut avoir des suites dangereuses.

Je répondrai à cette objection que j'ai opéré un grand nombre de personnes de vaisseaux variqueux et du ptérygion en même temps que de la cataracte, et que leur guérison n'a jamais été retardée par cette complication. Je suis donc bien fondé à en tirer la conséquence que les plaies de la conjonctive et la piqûre que l'on fait à la cornée pour fixer l'œil ne nuisent point au succès de l'opération, et qu'on doit attribuer à toute autre cause les accidens qui l'empêcheraient d'avoir un heureux résultat.

J'ai trouvé quelquefois des yeux si mobiles et si sensibles que je ne pouvais parvenir à les fixer, ni avec le doigt, ni par le moyen de l'ophtalmostat de M. Demours. Dans ce cas, je n'ai jamais osé employer le procédé de l'extraction, et je préfère celui de l'abaissement. J'ai même observé que lorsque l'aiguille est plongée vivement dans la sclérotique, l'œil se fixe aussitôt de lui-même. Cette méthode est plus avantageuse et n'a aucun inconvénient entre les mains de celui qui sait se servir de cet instrument, tandis que l'autre est constamment accompagnée de mauvais présages. Un oculiste observateur et prudent suit toujours l'indication la plus sûre et la plus favorable à la situation de ses malades.

CHAPITRE XVII.

Des circonstances dans lesquelles on doit pratiquer l'extraction de la Cataracte.

La meilleure doctrine est celle qui est fondée sur l'observation et sur l'expérience ; telle est celle que je professe, et mes collègues peuvent être assurés que je ne leur présente aucun précepte ni aucun fait, qu'il ne soit le résultat de ma pratique.

J'ai exposé précédemment les cas dans lesquels il serait imprudent de faire l'opération de la cataracte par extraction ; elle doit être préférée dans toute autre circonstance. En général, l'incision de la cornée cause moins d'irritation à l'œil que la piqûre de la sclérotique ; l'opération est plus prompte, plus sûre et moins fatigante, et elle procure à l'oculiste un triomphe plus complet, quand il est secondé par la nature et par la docilité du malade.

Cependant on peut pratiquer avec le même succès l'abaissement ou l'extraction, lorsque la cataracte est dure ou lorsqu'elle est molle : le choix de l'une ou de l'autre méthode dépend des considérations particulières, que le médecin-chirurgien oculiste peut seul apprécier d'après ses lumières.

Lorsqu'une personne cataractée des deux yeux a été opérée de l'une de ces cataractes, soit par abaissement, soit par extraction, et que l'opération n'a pas réussi, quels que soient les motifs qui aient déterminé à préférer l'un de ces procédés, il ne faut pas employer le même pour le second œil. Ce conseil peut être regardé en quelque sorte

7*

comme un principe invariable, si toutefois le défaut de succès ne provient point de l'opérateur ou du malade.

L'oculiste est ordinairement dans l'usage de présenter, pendant quelques secondes, différens objets à celui qu'il vient d'opérer, pour lui prouver qu'il a réellement recouvré la vue. Cette circonstance offre une scène vraiment ravissante, sur-tout lorsque l'opération a été faite à un père ou à une mère de famille. Les gens de l'art et les parens du malade font éclater leur enthousiasme, et s'empressent de le féliciter; l'opérateur reçoit à son tour de leur part des témoignages d'estime et de reconnaissance et les éloges qui sont dus à ses talens. J'ai même vu souvent l'opéré, sa famille et tous les assistans répandre des larmes de joie, qui m'attendrissaient au point de m'en faire verser comme eux.

Il est néanmoins impossible de faire distinguer aussi promptement les objets à certains vieillards, lorsque toute l'humeur aqueuse, qui ne se régénère pas sur-le-champ chez quelques-uns, se sera évacuée pendant l'opération, ou bien une partie de l'humeur vitrée, dont la perte aura causé un léger affaissement du globe; mais ces deux humeurs se réparent en une ou deux heures.

Il ne dépend pas toujours de l'oculiste, même le plus adroit et le plus prudent, que cette opération ne soit accompagnée de quelques accidens. En effet, un mouvement involontaire de la tête du malade peut interrompre la section de la cornée, et obliger de l'agrandir ou d'abaisser la cataracte, comme je l'ai déjà dit. La tunique de l'iris peut être blessée par le bistouri, lorsque l'œil est trop mobile, et laisser échapper quelques gouttes de sang ; à la vérité, cet accident n'est nullement dangereux, parce que ce sang trouve une issue par la plaie ou par les pores absorbans de l'œil. Cette même tunique est quelquefois aussi d'un tissu si lâche, qu'elle se présente sur les bords de la plaie, où elle forme une espèce de hernie ; il ne faut pas hésiter à la réduire en sa place avec la curette, en donnant un tour de cet instrument dans la prunelle, et avoir soin de faire tenir la tête du malade moins élevée dans son lit, pour éviter qu'elle reparaisse.

CHAPITRE XVIII.

Du pansement ordinaire après l'opération de la Cataracte.

Le pansement que nécessite l'opération de la cataracte doit être fait avec le plus grand soin.

On applique sur l'œil, pendant vingt-quatre heures, deux compresses imbibées d'eau-de-vie, qu'on renouvelle de trois en trois heures, pour calmer les premières douleurs de cet organe, dont l'intensité est plus ou moins forte suivant les circonstances et les individus.

Lorsque le pouls est plein et élevé, je suis dans l'usage de faire une saignée du bras au malade, et même de la réitérer s'il y a lieu. Cette évacuation dégage promptement la tête et l'œil, et détourne souvent l'inflammation. Je préfère toujours la saignée du bras à celle du pied, parce que j'ai remarqué que cette dernière était suivie quelquefois de l'affaiblissement de la vue.

Lorsque le malade ne ressent plus aucune douleur, je panse l'œil avec un plumasseau de charpie sèche, que je couvre d'une compresse et d'un bandeau ; j'assujétis le tout au bonnet avec des épingles. La charpie sèche, qui est recommandée par M. Janin, accélère la réunion de la plaie.

Cependant, si la douleur de l'œil revenait, et qu'elle fût occasionnée par quelque imprudence du malade, il faudrait remettre de nouveau des compresses imbibées d'eau-de-vie, et appliquer un vésicatoire à la nuque ou au bras, pour procurer une dérivation à l'humeur, et prévenir ainsi l'ophtalmie ou autres accidens.

On ne doit jamais employer de collyres froids, composés avec de l'eau. Leur usage cause souvent des fraîcheurs à la tête et des fluxions sur les dents, qui retardent la guérison de l'œil, sur-tout aux personnes d'un tempérament phlegmatique. Je regarde aussi comme dangereuse l'application de compresses imbibées d'une decoction émolliente ; il en résulte un trop grand relâchement dans la partie, qui empêche la réunion de la plaie.

J'ai déjà dit, au chapitre 15 de cet ouvrage, en parlant de l'opération par abaissement, que l'on devait fermer avec soin les rideaux du lit et des fenêtres, et prescrire au malade le repos et le silence le plus rigoureux, pour éviter toute espèce d'accidens.

CHAPITRE XIX.

Du régime de vie qu'on doit observer après l'opération de la Cataracte.

Les habitans des villes, sur-tout ceux qui vivent dans l'aisance et qui ont reçu de l'éducation, suivent ordinairement avec docilité le régime qu'on leur indique pour favoriser le succès d'une opération qui doit leur procurer le rétablissement de la vue ; mais les artisans et les gens de la campagne, persuadés qu'une diète de deux ou trois jours les conduirait à la mort, s'obstinent à vouloir manger et boire comme dans l'état de parfaite santé, et la plupart deviennent les victimes de leur entêtement et de leur imprudence. Je vais en citer ici quelques exemples.

En 1793, j'opérai, entre autres personnes, à Orléans, trois artisans, de la cataracte. L'un était le portier de la porte Saint-Jean, qui avait l'habitude constante de s'enivrer, et qui proféra des cris et des juremens si épouvantables, que ses parens furent obligés de lui laisser boire à sa discrétion du vin pur et de l'eau-de-vie. Le second était un compagnon - couvreur , qui mangea deux livres de viande bouillie, dans un moment où sa mère était sortie pour aller au marché faire ses provisions. Le troisième était un porteur de contraintes, qui voulut parler et gronder comme à son ordinaire, et détachait son bandeau à chaque instant du jour et de la nuit. Ces trois individus ont éprouvé les effets funestes de leur inconséquence, car ils sont devenus aveugles.

Une femme de Pont-l'Evêque, en Normandie, qui était cataractée des deux yeux, se présenta devant moi pour se faire opérer. Comme on me dit qu'elle était très-grande parleuse, je la prévins qu'elle devait me promettre de ne point parler ni causer après l'opération. Elle me répondit aussitôt : « Puisque Monsieur m'interdit de parler, » je préfère rester aveugle. » En même-temps elle saisit le bras de sa compagne, me fit une profonde révérence, et se retira.

Le meilleur parti qu'on ait à prendre, lorsqu'on ne se sent pas le courage de résister à une passion dominante, est donc de renoncer à l'opération, puisque ses bienfaits sont incompatibles avec un pareil défaut.

J'ai été trompé si souvent par ces sortes de personnes, que je me suis déterminé à ne plus les opérer que dans ma Maison de Santé, où je les reçois pour un prix très-modéré, et j'assure ainsi mes succès par une surveillance exacte.

Le jour de l'opération, je fais prendre au malade, de trois en trois heures seulement, une tasse de bouillon aux herbes, de tisane de pissenlit miellée, ou de limonade.

Le lendemain, s'il ne souffre point, je lui permets, de quatre en quatre heures, du bouillon gras, fait avec une livre et demie de bœuf et une demi-livre de veau; on y ajoute de la carotte, du poireau et un peu de sel.

Le troisième jour, on peut lui donner, matin et soir, deux ou trois cuillerées de riz au gras ou au lait et quelques verres de bouillon gras ou aux herbes : il doit continuer de boire de la tisane jusqu'à sa parfaite guérison.

Le cinquième jour, on peut mettre deux petites tranches de pain dans son bouillon le matin et à midi, et lui servir, le soir pour son souper, un œuf frais mollet, qu'il mangera avec un peu de pain. On peut varier la nature des alimens, et donner tantôt du riz, tantôt de la soupe, du vermicelle et des pruneaux cuits dans moitié eau et vin. Si le malade n'allait point à la garde-robe, il faudrait lui faire prendre de temps en temps un lavement émollient.

On

On suit ce traitement jusqu'au dixième ou douzième jour. C'est ordinairement l'époque où l'on ôte le bandeau, si toutefois il n'y a point de fluxion à l'œil ; car, dans ce cas, on doit le laisser jusqu'à ce qu'elle soit dissipée.

Si le malade, étant encore au régime, éprouve de la douleur à l'œil et de l'élévation dans le pouls, il convient de le remettre au bouillon et à la tisane pour toute nourriture.

Il y a des oculistes qui font garder long-temps le lit à leurs malades ; je ne suis pas de cet avis, parce qu'il leur est trop incommode de rester dans la même situation. Je ne trouve aucun inconvénient à les faire lever chaque jour pendant deux ou trois heures, dès le lendemain de l'opération, lorsque l'air n'est pas trop froid ; mais ils ne doivent parler, cracher ou se moucher, que le moins qu'il leur est possible. Il faut aussi s'abstenir de parler haut ou de faire du bruit dans leur chambre, pour ne pas leur causer des maux de tête et par suite de la douleur à l'œil, ce qui nuirait au succès de l'opération. En général, il est nécessaire d'exiger de ses malades de l'obéissance, de la docilité et de la patience, et de les prévenir, avant de les opérer, que la moindre imprudence pourrait leur être très-préjudiciable. Lorsque l'oculiste a rempli ce devoir, et qu'il a joint aux conseils et aux préceptes la surveillance la plus attentive, il est à l'abri de tout reproche.

On doit avoir soin que le malade ait toujours du linge propre, et lui faire changer souvent de draps, de chemise et de bonnet lorsqu'il transpire abondamment; car la propreté du corps est une jouissance salutaire.

Il est encore important de renouveler de temps en temps l'air de son appartement, pour lui rendre la pureté et l'élasticité que les émanations corporelles de l'individu lui font perdre continuellement. Un air salubre est nécessaire pour entretenir la santé, parce qu'il est seul éminemment respirable; au contraire, celui qui est altéré par un trop long séjour dans le même lieu ou par des miasmes délétères, a moins de ressort et devient bientôt malfaisant. Ce principe d'hygiène doit être connu de tout médecin praticien.

CHAPITRE XX.

Des accidens fâcheux qui peuvent surve-
nir après l'opération de la Cataracte.

Lorsque l'opération de la cataracte a été
longue ou laborieuse, elle est ordinairement
suivie d'accidens plus ou moins graves, qui
peuvent être déterminés par quelques circonstances que l'homme de l'art le plus habile ne saurait prévoir ; mais on a souvent
lieu de les attribuer à la mal-adresse ou à
l'inexpérience de l'opérateur.

J'ai connu en effet plusieurs chirurgiens
qui ont osé pratiquer cette délicate opération après me l'avoir vu faire une ou deux
fois seulement, et je n'ai eu que des occasions trop fréquentes de plaindre le sort des
nombreuses victimes qui s'étaient livrées
sans réflexion entre leurs mains.

Le peuple sera toujours la dupe de l'ignorance et de l'impéritie, parce qu'il se laisse
diriger par un système mal-entendu d'éco-
nomie, et qu'il est trop facile à donner sa
confiance à des charlatans et à des empi-
riques, dont les secrets et les drogues mer-
veilleuses ne font qu'agraver ses maux, au
lieu de lui procurer le soulagement et la

guérison qu'il aurait le droit d'attendre de ses sacrifices pécuniaires. Cela est si vrai, que beaucoup de gens de la campagne m'ont avoué qu'on leur avait appliqué sur les yeux des collyres caustiques et des poudres astringentes pour dissoudre leur cataracte. Il résulte de cette pratique inconsidérée, que le globe de l'œil s'affaisse et diminue de volume à la suite d'un écoulement continuel de larmes ; l'action violente des remèdes rend cet organe très-sensible, et cause des ophtalmies rebelles et souvent incurables : si néanmoins la nature favorise encore le succès de l'opération, la vue reste toujours très-faible.

Quelques malades, dans l'impatience de jouir de la vue, se permettent de lever le bandeau avant l'époque qui leur a été indiquée ; la cicatrice n'étant pas encore bien consolidée, l'impression de l'air occasionne une taie et de l'inflammation qui peuvent les conduire à une cécité complète, si l'on n'y remédie promptement.

En 1787, j'ai opéré, à l'hospice de Blois, un mendiant de la Beauce, qui était cataracté des deux yeux. Il était d'un caractère si apathique, qu'il ne témoigna pas la moindre satisfaction du recouvrement de sa vue. Quatre jours après l'opération, il ôta son bandeau, et distingua un autre malade qui se trouvait auprès de son lit. Lors de ma visite, je lui fis des reproches sur son imprudence ; il me répondit qu'il était bien fâché de s'être laissé opérer, parce que, n'étant plus aveugle, on refuserait de lui faire l'aumône, et qu'on lui dirait de travailler, ce qui ne lui conviendrait point. Quelques jours après, cet homme, qui était naturellement paresseux, essaya de se détruire de nouveau la vue, en s'égratignant les yeux. M. Verger, chirurgien de cet hospice, dont l'intelligence et la douceur pour les malades étaient au-dessus de tout éloge, fut obligé de le faire surveiller jour et nuit jusqu'à sa parfaite guérison, et le fit partir ensuite pour son pays.

La plupart des gens de la campagne ont la mauvaise habitude de porter continuellement la main sur l'œil qu'on leur a opéré, et déplacent même la compresse de dessous le bandeau pour voir les objets qui les environnent ; quelques-uns remuent souvent la tête sans pouvoir la tenir fixe sur l'oreiller, ou se couchent sur le ventre et sur le visage, ou s'endorment en croisant les bras sur leur tête ; d'autres ont la mal-adresse, en voulant se couvrir une partie de la figure avec leur drap, de se heurter l'œil avec le pouce, et occasionnent des accidens qui peuvent rendre l'opération infructueuse : ces individus doivent être surveillés avec le plus grand soin.

Je ne puis m'empêcher de parler ici d'une opération de la cataracte qui fut faite à un huissier par un chirurgien de la ville de Saintes, et qui fut suivie d'accidens très-graves et de la perte de la vue. Cet exemple servira sans doute de leçon à ceux de ses confrères qui seraient tentés de l'imiter.

En 1780, ce particulier, âgé de 40 ans, bien constitué, et chargé d'une nombreuse famille, se rendit chez moi pour me consulter : il était cataracté des deux yeux depuis deux ans, et paraissait très-affligé de sa position. J'examinai ses yeux, et je crus le consoler en lui annonçant que son œil droit était susceptible d'être opéré, et que j'espérais même le faire avec succès, pourvu qu'il me promît de me seconder par sa prudence et sa docilité. Il m'avoua alors que l'état pénible d'aveuglement dans lequel il se trouvait l'avait déterminé à céder aux sollicitations d'un chirurgien qui lui avait assuré de lui rendre l'usage d'un de ses yeux, quoiqu'il n'eût jamais pratiqué cette opération, qu'il avait vu faire seulement deux fois à un habile oculiste. Cet homme ajouta :

» Vous m'inspirez, Monsieur, la plus grande
» confiance ; mais tout l'or du Pérou et
» le rétablissement de ma vue ne seraient
» rien pour moi, si je savais être *tiraillé*
» comme je l'ai été pendant une heure,
» et éprouver des douleurs aussi cruelles
» et aussi insupportables que celles qui me
» faisaient encore jeter les hauts cris six
» mois après l'opération : d'ailleurs, si je
» n'avais pas une femme et sept enfans dont
» l'existence dépend de mon travail, je ne
» consentirais jamais à en subir une nou-
» velle. » Je lui répondis que je voyais
bien en effet qu'il avait été malheureusement
la victime de l'inexpérience de ce chirurgien, qui aurait dû se borner à la pratique
de son art, et ne pas ignorer que les maladies de l'œil sont trop multipliées pour
faire partie du domaine ordinaire de la chirurgie ; mais qu'il pouvait compter sur mon
zèle et sur mon attention à prévenir toute
espèce d'accidens consécutifs. Il me dit alors
avec joie : « Eh bien, Monsieur, je suis
» décidé ; que Dieu guide votre main et
» bénisse vos jours ! » Lorsqu'il eut été
convenablement préparé, je lui fis l'opération par extraction, en présence d'un grand
nombre de personnes et de tous les médecins et chirurgiens de la ville de Saintes,

à l'exception cependant de celui qui lui avait rendu un si mauvais service. Cette opération ne dura que cinq secondes, et le malade distingua sur-le-champ les objets. Je ne puis décrire la scène attendrissante qui en fut la suite : les uns firent éclater les plus vifs transports de joie ; d'autres répandirent des larmes ; le malade fut au comble de la satisfaction ; je reçus enfin les complimens ordinaires de tous les assistans. Dix jours après , je lui ôtai le bandeau, et la cure fut parfaite. Cet homme fut si content d'avoir recouvré la vue sans aucune douleur, que, lorsqu'il vint me remercier, il se jeta à mes genoux pour m'en témoigner mieux toute sa reconnaissance.

Un habitant de la commune de Chousy-sur-Loire , âgé de 38 ans, s'était adressé à un jeune chirurgien qui était venu à Blois pour y opérer la cataracte, et qui avait employé trois-quarts d'heure à lui assujétir l'œil et à extraire le cristallin. Il était survenu aussitôt des accidens, et cette opération n'avait eu aucun succès. Cet homme eut néanmoins le courage de venir me trouver à Orléans, pour me prier de lui opérer l'autre œil. Je me servis de l'ophtalmostat de M. Demours pour fixer cet organe qui était très-mobile , et l'opération fut promptement terminée. Il fut guéri en quinze jours, et s'en retourna chez lui avec le libre usage de son œil. Sa famille et ses amis furent bien surpris de le voir sitôt en état de se livrer aux travaux de l'agriculture.

On doit nécessairement conclure de ces deux observations qu'un oculiste adroit mérite à tous égards d'être préféré, pour la pratique de l'opération de la cataracte, à un chirurgien, dont la main est moins légère et moins exercée.

Il y a cependant des circonstances où il serait injuste d'imputer à un opérateur un défaut de succès dont le malade est souvent la cause ; car les artisans ne sont pas les seuls qui s'écartent du régime qu'on leur prescrit pour n'écouter que leur volonté et leurs caprices , et l'observation suivante prouvera que , dans les autres classes de la société , il peut aussi se rencontrer des individus que l'éducation et la fortune ne rendent ni plus dociles ni plus circonspects.

Un ci-devant prieur, qui jouissait de vingt mille livres de rente que son frère lui avait laissées en mourant à Saint-Domingue, où il possédait un grand nombre d'habitations, avait quitté son prieuré pour venir demeurer dans la ville d'Etampes. Cet homme , d'un caractère original et d'un tempérament atrabilaire, était fier de son opulence ; il tenait table ouverte pour ses amis, et s'égayait souvent à leurs dépens. Il me fit venir d'Orléans pour lui opérer un œil qui était cataracté : il avait perdu l'autre dans son bas-âge, à la suite d'un accident. Lorsque je l'eus disposé, je lui fis l'opération par extraction, en présence des médecins et des chirurgiens de cette ville ; le malade reconnut à l'instant plusieurs de ses amis. J'étais logé dans sa maison, et j'avais d'autant plus d'espoir de voir réussir cette opération, que je lui donnais moi-même tous les soins nécessaires ; mais je ne pus me rendre maître de lui que pendant les trois premiers jours, et bientôt il me déclara qu'il entendait manger et boire comme à son ordinaire, c'est-à-dire sans réserve. Ce fut en vain que je lui parlai avec douceur le langage de la raison, et que je lui représentai le danger qu'il courait en se conduisant ainsi ; il me répondit que ses amis venaient journellement se remplir à sa table, et qu'il voulait en faire autant dans sa chambre : cette réponse était bien digne d'un insensé. Enfin, une ophtalmie violente s'empara de son œil, ses paupières s'enflammèrent et devinrent douloureuses, et, malgré mon zèle et mes soins, l'opération, quoique bien faite, fut infructueuse. Cét événement me fit beaucoup de tort dans la ville d'Etampes, et détourna sans doute d'autres personnes de s'adresser à moi pour se faire opérer. Le public ne juge de l'habileté d'un oculiste que par ses succès, et ne considère pas combien les lois de la nature et les préceptes du médecin sont souvent violés par les malades dans le cours du traitement.

Parmi les hommes, il en est qui supportent avec une patience héroïque la douleur et la peine ; d'autres ont une grandeur d'ame qui les rend inaccessibles à la crainte ; mais ceux qui ont un sang agité et des passions tumultueuses se laissent toujours entraîner par leurs penchans déréglés.

Je ne saurais trop répéter qu'il faut s'informer avec soin du caractère, des habitudes et des vices des malades, les prévenir d'avance de la conduite régulière qu'ils devront tenir avant et après l'opération, et les instruire du malheureux sort de ceux qui ont négligé de suivre des conseils aussi salutaires ; c'est le véritable moyen d'assurer ses succès, et de mettre sa réputation à l'abri de la critique, qui est toujours portée à déguiser la vérité.

Hommes et femmes ! armez-vous donc de

courage et de patience pour seconder la nature et la bienfaisance de l'oculiste, qui n'aspire qu'à la gloire de vous rendre l'usage du plus beau et du plus précieux de vos sens, lorsque vous en avez été privés.

CHAPITRE XXI.

Des avantages de l'opération par extraction et par abaissement sur le même individu cataracté des deux yeux.

J'AI indiqué précédemment les circonstances dans lesquelles il faut pratiquer l'opération de la cataracte par extraction ou par abaissement ; mais je dois observer, d'après mon expérience personnelle, qu'il est prudent de ne jamais opérer, du moins par la même méthode, les deux yeux cataractés d'un même individu, que successivement et lorsqu'il se sera écoulé un certain temps depuis la guérison du premier œil. Ce conseil est d'un grand intérêt pour le sort des malades et la réputation des oculistes.

En effet, quel est celui qui pourrait répondre d'opérer avec succès, dans le même instant et par le même procédé, les deux yeux d'une même personne ? n'aurait-il pas à craindre le développement subit d'un vice du sang qu'il n'aurait pas soupçonné, ou l'influence dangereuse des passions de l'individu? sa témérité ne serait-elle pas au moins bien condamnable, puisqu'elle pourrait causer la perte totale de la vue?

Je pense donc qu'il est de la saine pratique de différer l'opération du second œil jusqu'à ce que la guérison du premier ait donné lieu à l'opérateur de s'applaudir du choix de sa méthode, ou que le défaut de succès lui en ait démontré les inconvéniens. D'ailleurs, s'il est survenu, dans cet intervalle, des accidens qui aient été occasionnés par quelque vice particulier du sang, et dont les suites aient été préjudiciables à la conservation de l'organe, on se sera ménagé la ressource de combattre avec avantage cette mauvaise disposition des humeurs, et l'on aura plus d'espoir de réussir dans la seconde opération.

J'ajouterai encore une autre considération que je regarde aussi comme très-importante, c'est que si l'on opère en même temps son malade des deux yeux, on est obligé de lui prescrire de rester constamment couché sur le dos. Cette position est très-fatigante pour lui, et il est rare qu'il puisse s'y assujétir le jour et la nuit sans s'incliner plus ou moins d'un côté ou de l'autre ; le sang se porte alors avec plus d'abondance vers l'un de ces organes , et il en résulte souvent une ophtalmie grave dont il est difficile d'arrêter les progrès. Si au contraire il n'a été opéré que d'un œil , il aura la facilité de se coucher sur le côté opposé.

Il se rencontre quelquefois des yeux qui ne sont pas susceptibles d'être opérés par la méthode que l'oculiste a adoptée dans sa pratique ; les deux exemples que je vais en donner confirmeront en outre l'exactitude du principe que j'ai avancé dans ce chapitre.

En 1783 , M. Laviale, ancien médecin des eaux du Mont-d'Or, me fit venir de Limoges à Chambouliye, près de Tulle , où il était alors retiré , pour lui opérer un œil de la cataracte ; l'autre était aussi affecté de la même maladie , mais elle n'était qu'à moitié formée. Peu de temps après mon arrivée , on me présenta le sieur Léonard, âgé de 60 ans , et Marguerite Pimard , âgée de 50 ; ces deux personnes étaient cataractées des deux yeux , et jouissaient de la meilleure santé. Je les opérai avec un succès complet, en présence de MM. Laviale fils et Rivière , médecins ; mais , le troisième jour après l'opération , l'œil droit du sieur Léonard, qui avait été opéré par extraction, s'affaissa en partie à la suite de suppuration, et son œil gauche, qui l'avait été par abaissement, conserva seul l'usage de la vue : la femme Pimard perdit au contraire, en deux jours, par la même cause, l'œil gauche qui avait été opéré par abaissement, tandis que son œil droit éprouva l'effet désiré de la méthode de l'extraction. Cet événement me démontra que si j'avais employé le même procédé sur les deux yeux de ces cataractés, ils seraient sans doute restés aveugles. J'en ai tiré depuis la conséquence qu'il est beaucoup plus sûr de ne pas faire en même temps les deux opérations.

Il faut bien se donner de garde d'opérer les personnes qui sont sujettes à la fièvre, ou qui, ayant un tempérament échauffé, ne vont que difficilement à la garde-robe, avant d'avoir remédié à ces indispositions ; sans cette précaution, il survient, aussitôt après l'opération, des douleurs à la tête et à l'œil, la fièvre redouble, et une suppuration abondante du globe est suivie de la perte de la vue.

CHAPITRE XXII.

De la Cataracte pierreuse.

Il est rare que le cristallin prenne une consistance pierreuse ; cependant on en a des exemples, et, dans ma pratique, j'en ai trouvé un de cette nature, qui va me fournir dans un moment le sujet d'une observation.

Les causes qui produisent ce phénomène sont toujours externes ; mais on ne peut en expliquer l'effet qu'à l'aide d'une théorie problématique. Je supposerai, par exemple, qu'une personne aura reçu sur l'œil ou sur les parties voisines un coup violent qui aura désorganisé les vaisseaux nourriciers du cristallin ; alors cette lentille, ne recevant plus de nourriture, perdra sa transparence et deviendra opaque : si ensuite la masse générale des humeurs se trouve viciée par un excès d'alkalescence ou d'acidité, les humeurs propres de l'œil éprouveront bientôt la même altération, et exerceront insensiblement leur action sur le cristallin, qui, avec le temps, se pétrifiera.

En 1782, Madeleine Fazy, âgée de 28 ans, de la commune d'Ingré, près d'Orléans, vint à l'Hôtel-Dieu de cette ville pour

pour s'y faire opérer d'une cataracte qu'elle
avait à l'œil gauche depuis huit ans. En
examinant cet organe, je m'aperçus que la
pupille était irrégulière et sans mouvement,
et je remarquai un petit point blanc au centre
du corps opaque ; je crus alors pouvoir assurer que la cataracte était pierreuse. La
malade distinguait de cet œil la clarté du
jour ; mais je doutais beaucoup du succès
de l'opération, parce que ce globe était plus
petit que l'autre, soit qu'il fût devenu tel
à la suite d'un coup de bâton qu'un enfant
lui avait donné, soit que cette différence
lui fût naturelle, comme on l'observe chez
plusieurs personnes. Cependant je me décidai à l'opérer quelques jours après, en
présence de M. Balay, chirurgien en chef
de cet hôpital, et des élèves. Lorsque j'eus
fait la section de la cornée, je me servis
d'une aiguille plate pour diviser la capsule ; j'éprouvai une résistance si forte, que
je persistai à dire que le cristallin était
pierreux et adhérent à la circonférence de
la pupille, ce qui la privait sans doute de
son mouvement : j'introduisis alors une curette entre l'iris et la cataracte, que j'enlevai par un demi-tour de cet instrument.
Ce corps était en effet pétrifié, d'une forme
ronde, de la grosseur d'un petit pois, et

de couleur blanche. M. Rochoux, chirurgien de la même ville, ayant ensuite brisé
cette pierre en ma présence, elle se trouva
creuse, et ses parois avaient l'épaisseur d'une
demi-ligne.

Cette fille avait perdu en outre, depuis
deux ans, l'usage de l'œil droit, par une
espèce de goutte-sereine qui avait eu probablement pour cause la suppression subite
de ses règles. La pupille était un peu dilatée et n'avait presque pas de mouvement.
Huit jours après l'opération de l'œil gauche,
je fus bien surpris d'apprendre que ma malade jouissait de la vue des deux yeux. Je crus
devoir attribuer la guérison de l'œil droit
au régime exact qu'elle avait suivi, et à
deux saignées, l'une du bras, l'autre du
pied, que je lui avais ordonnées parce que
son pouls était dur et élevé, et qui avaient
rappelé ses règles ; mais, deux mois après,
je fus informé qu'ayant eu l'imprudence de
marcher dans un fossé plein d'eau, ses règles
s'étaient supprimées de nouveau, et qu'elle
était redevenue aveugle. Je n'ai plus entendu parler d'elle depuis, parce qu'elle a
quitté le pays ; je présume néanmoins qu'elle
aura pu recouvrer encore la vue.

CHAPITRE XXIII.

De la Cataracte plâtreuse.

On appelle *cataracte plâtreuse* celle qui ressemble, par sa couleur et par sa consistance, à ces petites écailles de plâtre qui se détachent du plafond des appartemens.

Cette maladie du cristallin est moins rare que la précédente.

Les causes de la cataracte plâtreuse sont les coups qui sont portés sur l'œil ou les chutes que l'on fait sur cet organe. Le cristallin, étant séparé en partie de son enveloppe, vacille quelque temps après dans la pupille ; l'humeur aqueuse, devenue plus âcre, dessèche ce corps dans son état d'opacité, et le rend quelquefois cassant comme du plâtre.

Cette espèce de cataracte est presque toujours incurable, parce qu'un coup porté sur l'œil avec violence désorganise les membranes qui donnent passage aux rayons lumineux, et cause souvent l'atrophie du globe.

Elle peut cependant être occasionnée par l'ancienneté de la maladie ou par l'exfoliation de la capsule, sur-tout chez les personnes qui se nourrissent habituellement de viande salée ; car cet aliment augmente l'âcreté de l'humeur aqueuse, et la fait agir plus vivement sur le cristallin et sur la tunique capsulaire. Elle est alors susceptible de guérison, comme on va le voir par une observation.

Un vigneron de la commune de Châteauneuf-sur-Loire, âgé de 36 ans, avait, depuis dix ans, une cataracte à l'œil droit, qui lui était venue par congestion. Je lui en fis l'opération par extraction, en présence de trois chirurgiens de cette commune. Le cristallin et la capsule, qui se trouvèrent unis ensemble, étaient d'une consistance plâtreuse. Cette cataracte était adhérente à l'uvée ; je la brisai en plusieurs parcelles avec une aiguille plate, et elle me parut de l'épaisseur d'une pièce de six sous. Le résultat de cette opération fut aussi heureux que si la cataracte eût été ordinaire. J'ai revu deux fois depuis cet individu ; il n'avait éprouvé aucun changement défavorable.

Saint-Yves parle, dans son ouvrage, d'une cataracte semblable, qu'il dit avoir opérée avec le même succès.

CHAPITRE XXIV.

De la Cataracte osseuse.

PLUSIEURS oculistes nous ont instruits qu'ils avaient rencontré la cataracte osseuse dans le cours de leurs opérations ; mais ils ne nous ont donné aucun détail théorique sur sa formation.

Je n'ai trouvé qu'une seule fois cette espèce de cataracte, et je crois qu'il est de mon devoir de faire part de mon opinion sur les causes de son ossification.

Une cataracte qui s'est formée dans le bas-âge, et qui n'est opérée qu'à celui de 20, 25 ou 30 ans, devient dure et sèche, prend la consistance d'un tissu membraneux, et enfin s'ossifie. La raison en est bien simple : on sait, comme je l'ai déjà dit, que la cataracte des enfans est laiteuse, caseuse ou adipeuse ; par succession de temps, la portion la plus liquide du cristallin dissous est absorbée par les pores de la cristalloïde, et ce qui en reste de plus épais s'attache à la capsule et se dessèche avec elle ; cette dernière se ride et se sépare de la tunique postérieure ; le cristallin et son enveloppe, ainsi réunis, contractent avec la circonférence de la partie postérieure de l'uvée des adhérences qui empêchent quelquefois le mouvement naturel de la pupille ; dans cet état, l'humeur aqueuse, plus ou moins altérée, agit à son tour sur ce corps opaque, qu'elle rend osseux et friable en un certain nombre d'années.

Cette cataracte est toujours mince et difficile à opérer, à cause de son adhérence intime avec l'uvée. Il convient de l'extraire avec des pinces, après l'avoir détachée d'un côté ; et, pour y réussir plus facilement, il faut avoir soin de faire l'incision de la cornée un peu plus grande qu'à l'ordinaire.

CHAPITRE XXV.

Nouvelle méthode d'opérer la Cataracte.

Une femme, que j'étais disposé à opérer de la cataracte par extraction, fit un mouvement involontaire de la tête au moment de l'incision de la cornée, et m'empêcha de la terminer. Dans cette circonstance, au lieu d'agrandir la section avec des ciseaux, j'imaginai d'abaisser aussitôt la cataracte avec l'aiguille (E), et je réussis parfaitement. Ce succès m'a conduit à inventer un nouveau procédé opératoire, dont j'ai déjà donné la description dans la première édition de cet ouvrage, imprimée à Paris en 1786, page 62, et que je pratique aujourd'hui de la manière suivante :

Deux heures avant l'opération, je fais instiller sur la cornée de l'œil cataracté deux ou trois gouttes d'une solution aqueuse d'extrait de belladona (1), et aussitôt le malade ferme l'œil. La pupille étant ainsi dilatée, je prends le bistouri (D), et je fais une incision en forme de J dans le côté de la cornée ; je divise ensuite circulairement la capsule cristalline avec l'aiguille (E), et j'abaisse en même temps la cataracte au-dessous de l'uvée. Si elle est dure et bien isolée de son enveloppe, elle ne peut plus remonter ; mais si elle est molle ou mixte, on doit essayer de la faire sortir de l'œil par de légères pressions ou avec le secours de la curette, pour éviter la longueur de sa dissolution, qui n'a quelquefois lieu que dans l'espace de vingt ou trente jours, et même plus tard. Lorsqu'il reste quelques flocons ou une portion détachée du corps opaque dans la chambre antérieure ou pos-

---

(1) On prend ordinairement 24 grains d'extrait de belladona, qu'on fait dissoudre dans une once d'eau.

térieure, l'humeur aqueuse les dissout naturellement. Si la cristalloïde est altérée et ne paraît pas susceptible d'être déchirée, il faut l'extraire avec des pinces fines, qu'on introduit dans la plaie, qui doit avoir au moins trois lignes d'ouverture.

Cette manière d'opérer la cataracte a un avantage indubitable sur toutes les autres méthodes : 1.º il ne s'écoule ordinairement qu'une très-petite quantité d'humeur vitrée ; 2.º on ne voit jamais survenir le staphylôme de l'iris ou de la tunique de l'humeur aqueuse ; 3.º l'opération est prompte ; elle n'occasionne aucune douleur, et n'est suivie d'inflammation que lorsque le malade n'a pas exactement observé le régime. Si elle est faite par une main habile, le succès en sera d'autant plus assuré que l'individu cataracté sera moins avancé en âge, parce que le corps opaque, se trouvant encore liquide, sortira sur-le-champ par la plaie de la cornée.

Depuis que j'ai imaginé cette méthode, M. Demours nous a donné la description de la sienne dans le 18.º volume du Journal de la Société de médecine de Paris. Après avoir dilaté la prunelle avec l'extrait de belladona, il introduit une aiguille plate dans la partie supérieure et latérale de la cornée ; il la porte ensuite facilement, sans blesser l'iris, au-dessous du bord supérieur du cristallin, qu'il déprime dans le bas de l'œil, vers la partie inférieure de l'uvée.

M. Demours me permettra de lui observer que l'incision faite avec l'aiguille plate n'est pas assez grande pour donner la facilité de porter cet instrument dans tous les points de la pupille afin d'abaisser la cataracte. Si l'œil est sensible ou mobile, et si la cataracte se trouve adhérente, on irrite les bords de la plaie, et l'on occasionne des accidens plus ou moins graves, comme j'en ai vu survenir lorsque j'ai suivi cette méthode avant M. Demours. D'ailleurs, on ne peut extraire la cataracte caseuse ni celle qui est mixte, et le malade est obligé d'attendre sa dissolution et son absorption avant de jouir de la vue. Si la capsule altérée a perdu entièrement sa transparence, la plaie de la cornée est aussi trop petite pour lui donner issue, et l'on est forcé de pratiquer une seconde opération pour en délivrer le malade. Je me bornerai ici à l'exposé des inconvéniens de cette méthode, sans prétendre que la mienne doive lui être préférée ; c'est aux maîtres de l'art à fixer leur choix d'après leur propre expérience.

9*

J'emploie l'extrait de belladona dans les
diverses opératious de la cataracte, et plus
particulièrement dans le procédé de l'abaissement pour dilater la pupille, ainsi que
dans les ophtalmies rebelles pour empêcher
son occlusion. Je rends un juste hommage
aux connaissances profondes du médecin
qui nous a transmis les remarques les plus
intéressantes sur la propriété et les vertus
de cette plante.

Les Annales de Littérature étrangère,
rédigées par Kluyskens, professeur de chirurgie à Gand, année 1808, N.º 38, ont
fait mention des effets merveilleux de l'extrait de la belladona sur l'iris, d'après un
Mémoire publié par le docteur Himly,
professeur de médecine clinique à Bruns-
wick, et traduit en français par Ehléers,
médecin à Altona, qui y a joint quelques
observations curieuses et utiles.

C'est au hasard et à la sagacité du docteur Himly que nous devons la découverte
de ce remède précieux pour le traitement
des maladies de l'œil. Ce médecin fut appelé un jour auprès d'une dame dont une
pupille, s'étant dilatée spontanément, était
devenue deux fois plus grande que dans
son état naturel, et faisait craindre une
amaurose complète. La malade voyait assez

distinctement les objets ; elle éprouvait seulement quelques éblouissemens, causés par l'accumulation des rayons lumineux qui passaient au travers de la pupille et fatiguaient la rétine. Himly s'empressa de l'interroger sur les causes de cette affection ; elle lui répondit alors que, pour fortifier sa vue qui s'affaiblissait, on lui avait conseillé de se bassiner les yeux avec une solution d'un scrupule d'extrait de belladona dans une once d'eau, et que l'usage de ce remède lui avait sans doute occasionné cette dilatation de la prunelle. En effet, la pupille revint bientôt d'elle-même à son état ordinaire, et le médecin se rappela que le suc récent de la belladona, jeté par hasard sur l'œil, ainsi que l'application externe de l'eau de laurele, avaient produit le même phénomène, deux heures après, sur l'iris de quelques personnes.

Himly a essayé aussi, dans la même intention et avec succès, l'extrait de jusquiame ; mais son effet se prolonge trop. Il rejète l'usage de l'opium, parce qu'il enflamme l'œil et le rend douloureux, et que d'ailleurs il ne fait aucune impression sur la pupille.

Suivant lui, la belladona agit d'une manière locale, en n'affectant que l'iris ; cependant de fortes doses de ce médicament, prises intérieurement, n'ont pas seulement produit la dilatation de la pupille, mais encore une espèce de paralysie des muscles de l'œil et l'immobilité du globe. M. Franquelin, médecin à Loches, m'a informé qu'un de ses malades ayant bu par méprise une décoction de jusquiame dont il lui avait ordonné l'application en fomentation sur le bas-ventre pour le soulager d'une colique violente, il en résulta une dilatation des deux pupilles, une enflure des lèvres et un délire qui dura près de vingt-quatre heures.

Le docteur Himly ne s'est point assuré si la cigue et le stramonium possèdent la même vertu que la belladona; mais le docteur Ray, dans son ouvrage imprimé en 1703, ne nous a laissé aucun doute sur cette propriété du suc de stramonium. Enfin, Galien, Plenck, Murrai, d'Oéderlin et Sauvages ont pensé que le suc de toutes les plantes narcotiques pouvait dilater la pupille. Les uns ont désigné cet état sous le nom de *mydriasis*, d'autres sous celui d'*amaurosis* ou *goutte-sereine*.

Sauvages rapporte, dans sa Nosologie, que ceux qui vont aux îles Moluques sont sujets à la goutte-sereine, et que l'on attribue cette maladie à l'orge chaude dont on s'y nourrit, et qui a dans ce pays une qualité narcotique. Bontius, dans son ouvrage intitulé : *De medicinâ Indorum*, prétend qu'on y guérit promptement cette affection par l'application du foie de la lamie en topique ; ce qui me donne lieu de croire que ce n'est autre chose qu'une dilatation de la pupille, car la véritable goutte-sereine est incurable.

Il est étonnant que tous ces auteurs, si recommandables d'ailleurs par leur érudition, aient donné le nom d'amaurosis ou de paralysie à la dilatation de l'iris, puisque ce changement ne dure que très-peu de temps, et que la vue n'en est que peu ou point du tout affectée, les narcotiques n'exerçant leur action que sur les fibres rayonnées de cette membrane, et nullement sur le reste du globe.

Les observations du docteur Himly n'ont pas eu seulement pour objet de satisfaire sa curiosité et la nôtre ; il en a tiré, pour l'art opératoire, des corollaires importans, dont il a fait lui-même une application heureuse dans sa pratique.

Il a reconnu 1.° que l'emploi des narcotiques, et sur-tout de la belladona, est un moyen sûr pour distinguer si la cataracte est adhérente ou non, parce qu'on découvre

toute sa circonférence, et qu'on peut facilement examiner sa nature ; 2.° que la pupille, ainsi dilatée, permet aux rayons lumineux de pénétrer par le bord, souvent
encore transparent, du cristallin jusqu'à la
rétine, et au-delà d'une taie sur la cornée
ou sur la capsule cristalline ; 3.° que cette
dilatation est d'un grand avantage dans l'opération de la cataracte par extraction ou par
abaissement ; 4.° que l'usage de ce remède
prévient les adhérences et l'occlusion de
l'iris, lorsque la pupille est devenue trop
petite, soit à la suite de la petite-vérole,
par l'effet des pustules ou d'une inflammation consécutive, soit par d'autres causes.

Tels sont les résultats sublimes et à jamais
mémorables des réflexions ingénieuses du
docteur Himly. Ses principes ont reçu depuis
la sanction de l'expérience, et tous les oculistes sont aujourd'hui d'accord avec lui
sur ce point.

CHAPITRE XXVI.

Peut-on espérer d'arrêter les progrès de la Cataracte naissante et de la guérir par le secours des médicamens internes et externes ?

Tous les praticiens anciens et modernes ont soutenu, dans les écrits qu'ils nous ont laissés, qu'on pouvait guérir la cataracte à sa naissance, et même lorsqu'elle était déjà un peu apparente. Ils nous ont transmis un grand nombre de formules médicinales pour y parvenir; mais comme plusieurs se sont trompés en prenant une taie sur la cornée pour une cataracte, leur doctrine n'a pas toujours servi à notre instruction pour la guérison de cette maladie du cristallin.

Nous devons aux lumières et aux travaux infatigables des oculistes de ces derniers temps d'avoir su distinguer le vrai d'avec le faux, et d'avoir fait faire à l'art un pas rapide vers sa perfection.

Il est donc convenu qu'on peut attaquer avec succès et anéantir la cataracte naissante par le moyen des remèdes qui ont la propriété de diviser la lymphe épaissie et de détruire l'engorgement des vaisseaux du cristallin et de son enveloppe ; mais qu'il est impossible de guérir autrement que par l'opération celle qui est un peu trop avancée.

Le mercure tient le premier rang parmi les médicamens qui ont été conseillés jusqu'ici pour le traitement de cette maladie. Ce remède aura sans doute paru le plus efficace, parce qu'on l'aura d'abord employé avec avantage pour faire disparaître une cataracte capsulaire ou cristalline, et en même temps pour guérir le virus syphillitique qui l'avait occasionnée. Je puis assurer que j'en ai toujours obtenu moi-même d'heureux effets, non-seulement pour la cure de la cataracte naissante et d'autres maladies de l'œil, telles que des inflammations considérables, l'œdématie et la rougeur des paupières, que je soupçonnais d'être entretenues par un vice vérolique héréditaire ou acquis, mais encore dans la préparation à l'opération pour éviter de la faire, comme on en verra bientôt un exemple.

Je vais maintenant faire part de quelques observations que j'ai recueillies sur la guérison de la cataracte naissante.

OBSERVATION Ire

En 1805, madame Lhomme, propriétaire
à

à Orléans, âgée de 64 ans, me pria de lui opérer une cataracte qu'elle avait à l'œil droit depuis trois ans. Elle se plaignait aussi d'un affaiblissement progressif de la vue de l'autre œil, dans lequel je remarquai en effet tous les symptômes d'une cataracte naissante. Cette dame était d'une constitution robuste et humorale ; je jugeai convenable de la préparer pendant huit jours. Je procédai ensuite à l'opération de la cataracte de l'œil droit par extraction. Quatre jours après, la malade eut un léger frisson, qui détermina une ophtalmie à l'œil opéré. Je dissipai cet accident par l'emploi des antiphlogistiques et l'application d'un vésicatoire à la nuque, qui donna lieu à une issue abondante d'humeur. Le vingt-cinquième jour, je lui ôtai le bandeau, et sa guérison fut parfaite. Je tentai alors de faire disparaître, sans opération et par le secours seul des remèdes, la cataracte qui commençait à affecter son œil gauche ; en conséquence, j'engageai la malade à garder le vésicatoire, à se purger souvent avec les pilules de Belloste, à continuer de boire de la tisane de pissenlit miellée, et sur-tout à ne pas s'écarter du régime que je lui avais prescrit. Un mois après, madame Lhomme se trouva avoir recouvré l'usage de ses deux yeux , et sa vue n'a pas éprouvé depuis le moindre dérangement.

OBSERVATION II.e

En 1806, dans un voyage que je fis à Blois , M. Daveau , chirurgien en cette ville , me présenta une dame de ses voisines , âgée de 40 ans , dont la vue était déjà si embrouillée , que la crainte de devenir aveugle influait sur son moral. Nous examinâmes ses deux yeux avec attention , et nous aperçûmes au fond de chaque cristallin un nuage gris , qui nous fit soupçonner un commencement de cataracte : cette dame éprouvait d'ailleurs tous les symptômes de cette maladie. Elle me témoigna la plus grande confiance , et me promit de suivre exactement mes conseils. Je lui établis alors à la nuque un large séton , qu'elle garda pendant trois mois ; je lui fis prendre huit bains pour faciliter la transpiration ; je lui ordonnai de se nourrir d'alimens sains et restaurans , de boire tous les jours quatre verres de tisane de pissenlit miellée , de se purger deux fois par semaine avec un gros de pilules de Belloste , et de présenter de temps en temps de l'eau de Cologne devant ses yeux pour les fortifier par son évaporation ; je lui défendis de manger du fromage , de la viande

salée, et de boire du vin pur; je lui re-
commandai sur-tout de ne pas se mettre en
colère, car je sais que les dames y sont
en général assez sujettes pour peu qu'on
les contrarie. Je n'ai eu qu'à me louer de
la docilité de cette dame, qui a eu lieu
elle-même de s'applaudir des bons effets de
ce traitement, puisque ses cataractes ont
entièrement disparu depuis quatre ans. Je
lui ai néanmoins indiqué un régime pro-
phylactique, et je lui ai conseillé de prendre
six bains tous les ans au commencement
du printemps, de boire de la limonade pendant huit jours, et de se purger une fois
à cette époque.

OBSERVATION III.e

Dans un séjour que je fis à Argentan
pour y opérer M. Preval, propriétaire,
M. Dumont fils, âgé de 16 ans, vint me
consulter sur l'état de ses yeux, qui étaient
affectés de cataractes naissantes : celle de
l'œil droit avait même déjà fait quelques
progrès. Je lui fis à la nuque un séton, dont
la suppuration devint en peu de jours très-
considérable. Je l'abandonnai ensuite aux
soins de M. Duval, chirurgien de cette
commune, que j'engageai à faire suivre à
ce malade le traitement et le régime dont

j'ai parlé dans les observations précédentes.
Quarante jours suffirent pour opérer la guérison de ce jeune homme, qui s'en retourna
bien satisfait dans le sein de sa famille.
M. Dumont père m'a écrit à ce sujet une
lettre très-flatteuse, dans laquelle il m'a
confirmé ce succès, en m'annonçant qu'il
allait renvoyer son fils à Caen pour y reprendre le cours de ses études.

OBSERVATION IVe

Le médecin de l'hôpital de Saint-Pons,
en Languedoc, avait fait entrer dans cet
hospice une femme qui était cataractée des
deux yeux, pour me la faire opérer. Cette
femme avait un teint pâle et basané, qui
annonçait une constitution humorale. Ses
cataractes ne paraissaient ni solides ni profondes, et elle voyait encore assez pour se
conduire. Comme j'étais alors très-jeune et
que je n'avais pas beaucoup d'expérience,
je fus sur-le-champ d'avis de lui en opérer
une. Nous jugeâmes, le médecin et moi,
qu'il était prudent de la préparer plus long-
temps qu'à l'ordinaire, à cause de son tempérament bilieux. On lui fit boire en conséquence une tisane dépurative ; on la purgea
plusieurs fois, et elle fit usage de lavemens
et de bains de pieds. Elle s'aperçut bientôt

qu'en suivant ce traitement sa vue s'éclair-
cissait de jour en jour ; un vésicatoire que
je lui fis appliquer à la nuque termina la
cure, et il ne fut plus question d'opération.
J'ai toujours pensé que les cataractes de
cette femme avaient leur siége dans la tunique cristalline.

Ces exemples doivent suffire pour prouver
que l'on peut attaquer avec succès et faire
disparaître une cataracte naissante par le
moyen des remèdes incisifs et évacuans,
sur-tout si on les emploie à la première
apparition de quelques-uns des symptômes de
cette maladie, que j'ai décrits au chapitre 4
de cet Ouvrage. Si au contraire on néglige
d'y avoir recours, la cataracte fait des progrès plus ou moins rapides, et les médicamens deviennent bientôt une ressource
inutile pour l'anéantir. Je crois pouvoir assurer avec certitude que si l'on suivait exactement dans cette circonstance le traitement
que je viens d'indiquer, il se trouverait peu
de cataractes qui exigeraient l'opération,
principalement parmi les personnes aisées,
qui ont plus de loisir et de facilité pour
remédier de bonne heure au moindre dérangement de leur vue, que les gens de la
campagne et les artisans, qui sont forcés,
pour subvenir à leur existence journalière,

de continuer leurs travaux jusqu'à ce que l'opacité complète du cristallin leur en ôte la faculté.

Boyle rapporte qu'un chirurgien fit prendre par le nez une dose de turbith de Paracelse à un colonel anglais qui était cataracté des deux yeux et ne distinguait plus que la clarté du jour. Une seule prise de ce remède, qui est du mercure composé dont l'action est très-violente, occasionna au malade des vomissemens, des sueurs excessives et des mouvemens convulsifs dans tous les membres pendant trois jours. A la vérité, les cataractes disparurent et le colonel recouvra la vue. Je ne crois pas cependant que ce chirurgien ait jamais été tenté d'administrer de nouveau ce remède ; et, si ce fait est véritable, il y a lieu de penser que ces cataractes n'ont point été guéries par la vertu du médicament, mais qu'elles ont été détachées et précipitées dans le bas de la pupille par l'effet des mouvemens musculaires et nerveux.

J'ai déjà observé que toute cataracte un peu trop avancée n'est susceptible d'être guérie par aucun autre moyen que par l'opération, et je regarde comme autant de fables les récits exagérés de la plupart des auteurs sur les prétendus succès des remèdes internes ou externes qu'ils ont employés en pareille circonstance, à moins d'admettre qu'ils n'ont eu à traiter que des taies sur la cornée et qu'ils les ont prises pour des cataractes.

CHAPITRE XXVII.

Résultat de mes observations particulières sur la dissolution de la Cataracte dure, mixte ou molle, qui confirment celles de Percival Pott.

Si les oculistes qui pratiquent l'opération de la cataracte par abaissement avaient soin d'inciser la tunique cristalline dans sa partie antérieure et inférieure ou circulairement avant d'abaisser le corps opaque, quelque soit sa consistance, ils auraient des succès bien plus nombreux; car Pott nous dit: « Si la cataracte se mêle avec l'humeur » aqueuse, lorsque sa capsule est bien in- » cisée, elle éprouve une dissolution et une » absorption si parfaites, qu'elle laisse l'œil » beau, clair, et propre à remplir ses fonc- » tions. »

On pourrait répondre que la cataracte dure ne se dissout pas entièrement avec autant de facilité, puisqu'on l'a vu remonter quelque temps après l'opération, se placer même quelquefois dans la chambre antérieure, et occasionner des douleurs à l'œil, qui ont forcé de procéder ensuite à son extraction ; mais ce cas est si rare, que Petit, Saint-Yves et Janin ne l'ont rencontré chacun qu'une seule fois dans leur pratique. Cet accident ne doit arriver d'ailleurs que par l'effet d'une forte commotion à la tête ou d'une chute violente, puisqu'après la mort des individus qu'on avait opérés par abaissement les cataractes les plus dures ont presque toujours été trouvées réduites en pellicules en moins d'un an.

Les autres espèces de cataractes, telles que celles qui sont mixtes, laiteuses, caseuses et purulentes, sont susceptibles d'être dissoutes ou absorbées totalement, quoiqu'elles restent quelquefois à la même place long-temps après le déchirement de leur enveloppe. On peut accélérer cette terminaison en appliquant un vésicatoire à la nuque, sur-tout lorsque les malades ont beaucoup d'humeur, et en dilatant souvent la pupille avec la solution d'extrait de belladona.

La cataracte liquide disparaît en trois ou quatre jours ; celle qui est mixte ne se dissout ordinairement qu'après vingt ou trente jours chez les uns , et quarante ou cinquante chez d'autres.

Si je ne craignais d'être trop prolixe , je citerais un grand nombre de personnes qui ont dû le rétablissement de leur vue au principe et à la méthode de Pott ; mais je me bornerai à dire que j'en ai toujours éprouvé d'heureux effets , et je conseille aux élèves de ne jamais s'en écarter.

CHAPITRE XXVIII.

De l'avantage d'opérer la Cataracte par abaissement aux personnes qui ont les yeux saillans.

ON doit préférer le procédé de l'abaissement à celui de l'extraction lorsque les cataractés ont les yeux naturellement saillans, et je vais en donner les motifs.

1.° On trouve plus de facilité dans la chambre postérieure pour rouler la cataracte et la fixer dans le bas de la pupille.

2.° On évite l'épanchement de l'humeur vitrée et le staphylôme de l'iris, qui ont presque toujours lieu à la suite de l'extraction.

3.° On n'en voit pas résulter, comme de l'autre procédé, la dilatation, l'irrégu-

larité et le défaut de mouvement de la pupille, qui occasionnent quelquefois la faiblesse et même la perte de la vue, parce
que la réunion d'une plus grande quantité de
rayons de lumière irrite les fibrilles nerveuses
de la rétine, et diminue ou détruit leur ressort. Je pourrais en citer plusieurs exemples,
mais je crois que l'observation suivante
suffira pour en établir la preuve.

En 1778, je fis l'extraction de deux cataractes au frère Eusèbe, des Ecoles chré-
tiennes de Montpellier, en présence de MM.
Cusson père et fils, professeurs en médecine, et de M. Dupin, professeur en chirurgie. Après la section de la cornée et de
la cristalloïde, je mis hors de chaque œil
un cristallin gros et large et de couleur
jaune. La guérison de ce malade fut très-
prompte ; mais, six mois après, une dilatation considérable des pupilles lui fit perdre
la vue.

Il est donc dangereux d'employer la méthode de l'extraction pour les personnes
qui ont les yeux saillans ; si j'avais connu
alors tous les avantages de celle de l'abaissement, je n'aurais pas hésité sans doute
à la préférer.

CHAPITRE XXIX.

De la Cataracte prétendue héréditaire.

PLUSIEURS auteurs ont parlé de la cataracte héréditaire. Je ne disconviendrai pas que cette maladie puisse être transmise des pères et mères aux enfans et à leurs générations successives par quelque vice du sang ou par un principe d'acidité et de viscosité dans les humeurs ; mais je n'en ai acquis jusqu'à présent aucune preuve bien positive.

En 1790, j'ai opéré avec succès de la cataracte, à la Souterraine, département de la Creuse, M. de Molveau, trésorier de France, et la plus jeune de ses sœurs ; j'avais opéré en 1783 leur sœur aînée. Ces trois personnes étaient cataractées des deux yeux. M. de Molveau, aujourd'hui âgé de 90 ans, voit encore assez pour se promener et pour lire.

J'ai fait, en 1783, la même opération aux deux yeux de M. Ardent, le plus jeune de trois frères qui étaient chanoines de la cathédrale de Limoges : les deux autres avaient été opérés aussi quelques années auparavant. Ils ont conservé leur vue tous les trois jusqu'à la fin de leurs jours.

Ces deux familles m'ont assuré qu'aucuns de leurs ancêtres n'avaient été affligés de cette maladie.

J'ai opéré à la vérité d'autres personnes qui m'ont déclaré que la plupart de leurs parens avaient eu la cataracte depuis une époque très-éloignée.

En général, si l'on mène une vie déréglée et si l'on fait des excès dans le boire et le manger, on sera sujet à cette affection, parce que les humeurs deviendront plus âcres et plus épaisses.

CHAPITRE XXX.

De la Cataracte compliquée avec la goutte.

L'ART de guérir fait de jour en jour des progrès rapides, et inspire d'autant plus de confiance que ses succès sont plus multipliés.

J'ai connu un grand nombre de goutteux qui étaient cataractés des deux yeux, et qu'on avait tellement effrayés sur les suites de l'opération, relativement à leur maladie habituelle, qu'ils avaient préféré de rester aveugles plutôt que de s'y soumettre.

Cependant j'ai toujours observé que les accès de goutte ne se portent jamais sur les yeux, et je suis fondé à croire qu'on peut opérer sans aucun inconvénient les goutteux cataractés.

En 1801, je fus consulté à Caen par l'ancien curé de la paroisse de Saint-Nicolas, qui était cataracté des deux yeux et en même temps si tourmenté de la goutte qu'il pouvait à peine marcher. Je l'engageai à se laisser opérer au moins un œil ; il me répondit qu'il le désirait depuis long-temps, mais que ses parens et son médecin l'en avaient toujours détourné, en lui disant que la goutte s'opposerait au succès de l'opération. Je réussis néanmoins à le faire revenir de son erreur, et je le déterminai à se confier en moi. Il fut préparé seulement pendant deux ou trois jours, et je lui opérai ensuite l'œil droit en présence des deux chirurgiens en chef de l'Hôtel-Dieu de cette ville. Quatre jours après, il eut un accès de goutte aux pieds, aux mains et à la tête, qui dura trois jours sans affecter en aucune manière l'œil opéré. Le douzième jour, je lui ôtai le bandeau, et le rétablissement de sa vue fut le prix de son courage.

CHAPITRE XXXI.

De la Cataracte occasionnée par un vice dartreux.

TOUTE humeur visqueuse qui est répandue dans la masse du sang peut se porter sur l'œil et produire la cataracte.

La dépravation de la lymphe est la cause prochaine des dartres. On peut contracter cette maladie par communication ou par des excès de débauche. Elle est souvent héréditaire, parce que les personnes qui en sont affectées ne se soumettent quelquefois qu'à un traitement palliatif qui ne détruit pas le vice, et le transmettent ainsi à leurs descendans.

Je ne parlerai point de la curation des dartres ; on peut consulter à cet égard les livres élémentaires de médecine pratique. Je dirai seulement que cette affection ne m'a pas paru jusqu'à présent contrarier le succès de l'opération de la cataracte, puisque trois individus que j'ai opérés ont recouvré la vue sans aucun accident, quoiqu'ils eussent le corps tout couvert de plaques dartreuses, et qu'ils n'eussent pris pour toute préparation pendant six jours que deux bains, une purgation et une tisane sudorifique.

CHAPITRE XXXII.

De l'hémorragie qui survient à la cornée transparente après l'extraction de la Cataracte, et de l'affaissement total du globe par suppuration.

PARMI le très-grand nombre de personnes que j'ai opérées de la cataracte, je n'en ai vu que trois, presque octogénaires, qui ont eu une hémorragie assez considérable de la plaie de la cornée à la suite de l'extraction ; savoir : un père récollet de la ville de Saintes, madame Benoist de Loches, et une femme de Saint-Aignan. Peu de temps après l'opération, j'ai trouvé un caillot de sang sous leur compresse ; il s'en est formé d'autres successivement, et leurs yeux se sont affaissés par la suppuration. (1)

Cependant ces opérations avaient été faites

---

(1) J'ai observé que lorsqu'on a opéré un cheval de la cataracte par extraction, il s'écoule beaucoup de sang de la plaie de la cornée, peu de temps après l'opération.

selon les règles de l'art, puisque les malades avaient distingué sur-le-champ tous
les objets qu'on leur avait présentés ; on ne
peut pas dire non plus que l'iris avait été
blessée, car je m'en serais aperçu aussitôt.
Je crois que ces individus avaient le sang
dissous, et que les globules rouges passaient
librement dans les vaisseaux lymphatiques
de la cornée, dont le relâchement aura facilité l'issue de ce fluide par les bords de
la plaie.

Dans cette circonstance, il eût été bien
plus avantageux d'employer le procédé de
l'abaissement, si j'avais soupçonné cette
mauvaise disposition du sang ; il est d'ailleurs plus favorable que l'extraction pour
les personnes âgées, parce que l'âcreté et
la viscosité de leurs humeurs rendent la
plaie de la cornée plus dangereuse et plus
difficile à se cicatriser qu'une simple piqûre
faite à la sclérotique.

*

CHAPITRE

CHAPITRE XXXIII.

D'un dérangement singulier de l'organe de l'ouie à la suite d'une opération de la Cataracte.

Depuis que j'exerce la profession d'oculiste, je n'ai vu qu'une seule fois le phénomène que je vais rapporter.

En 1778, j'opérai de la cataracte aux deux yeux le sieur Garrigues, maréchal-ferrant à Castres, en Languedoc, en présence des médecins et des chirurgiens de cette ville. Le malade distingua aussitôt les objets qui lui furent présentés ; mais, deux jours après, vers dix heures du soir, il crut entendre le chant de plusieurs oiseaux, particulièrement celui du rossignol et des moineaux. Cette illusion, qui se renouvela huit fois de suite, commençait chaque soir au même instant et continuait pendant trois ou quatre heures.

J'attribuai cette erreur à la diète et aux coups redoublés du marteau sur l'enclume. La membrane du tympan, destinée à recevoir la première impression des sons extérieurs, est une expansion très-fine de la septième paire de nerfs, qui se distribue dans l'oreille interne. Suivant l'ordre naturel, l'organe de l'ouie transmet fidèlement à l'ame les différentes vibrations qu'il éprouve ; mais, dans l'état de maladie ou de faiblesse, il n'est pas rare que l'imagination influe sur cet organe, et change le caractère des rayons sonores relativement à la sensation. Je puis assurer d'ailleurs que ce malade n'était point dans le délire ; car j'ai eu plusieurs fois la curiosité de me transporter chez lui au moment où il croyait entendre cette mélodie, qui variait pour lui tous les soirs, et dont il se plaisait à m'exprimer le charme. Le treizième jour, je lui ôtai le bandeau, et le rétablissement de sa vue lui permit de vaquer long-temps encore aux travaux de son état.

CHAPITRE XXXIV.

Du danger d'allumer du charbon dans la chambre d'un malade.

On a reconnu dans tous les temps que la vapeur du charbon allumé dans une chambre étroite et exactement close, est dangereuse pour les personnes qui l'habitent.

En 1781, j'avais opéré, à Chartres, le sieur Duchêne de la cataracte à un œil,

en présence de M. Mahon, médecin, et
de M. Puech, chirurgien. Le soir même
de l'opération, son fils vint, tout alarmé,
me faire lever à minuit, en me disant que
son père étouffait dans son lit. Je me trans-
portai à l'instant chez le malade pour connaître la cause d'un pareil événement. Dès
que je fus entré dans la chambre, j'aperçus
une fumée assez considérable, qui était occasionnée par la vapeur de charbon qu'on
avait allumé dans un réchaud, et je trouvai
le malade dans l'état le plus fâcheux. J'em-
ployai aussitôt les remèdes indiqués par
M. Portal pour faire cesser cette asphyxie;
mais cet accident fut cause qu'il eut la
fièvre pendant un mois, et ensuite une ophtalmie qui détermina un resserrement de la
pupille. Un régime exact et l'usage des
antiphlogistiques lui procurèrent néanmoins
la guérison; seulement il ne put voir que
faiblement de l'œil que je lui avais opéré.

CHAPITRE XXXV.

De l'avantage qui résulte pour les cata-
ractés d'être soignés jusqu'à leur par-
faite guérison par l'Oculiste qui les a
opérés.

APRÈS l'opération de la cataracte, l'oculiste doit non-seulement panser lui-même
son malade, mais encore lui donner ses
soins jusqu'à son entière guérison, parce
qu'il peut survenir, soit naturellement, soit
par l'imprudence de celui qui aura été
opéré, des accidens imprévus, auxquels il
sera beaucoup plus en état de remédier
qu'un chirurgien.

En 1780, je fis l'extraction de la cataracte aux deux yeux du sieur Ferront,
serrurier à Blois, âgé de 70 ans, en présence de M. Leclerc, médecin, et de M.
Verger, chirurgien en chef de l'Hôtel-Dieu.
Cet homme reconnut aussitôt les personnes
qui avaient assisté à l'opération. Il était
grand parleur et très-original. Quelques
jours après, un chien entra dans sa chambre
en aboyant; il se leva en fureur et le chassa
à coups de pincettes, en disant qu'il était
défendu de parler et de faire du bruit dans

son appartement. Cette inconséquence lui occasionna une ophtalmie très-grave aux deux yeux, qui retarda d'un mois sa guérison. Il avait les paupières naturellement épaisses, et les yeux petits et enfoncés. Après la cure de l'ophtalmie, les deux paupières supérieures se trouvèrent dans un tel état de relâchement, par la nécessité où j'avais été de tenir les yeux de ce malade si long-temps fermés, qu'elles ne pouvaient plus se relever ; je fus obligé, pour y remédier, d'appliquer, dans le cours de la journée, un bandeau circulaire au-dessus des arcades sourcilières, pendant environ trois semaines. Le muscle releveur de chaque paupière reprit peu-à-peu sa force naturelle, et le malade fut parfaitement guéri de cette infirmité. Il a encore travaillé depuis pendant quinze ans avec le secours des lunettes.

Je doute que, dans cette circonstance, un chirurgien eût obtenu un succès aussi prompt, parce que cet homme, dont le caractère était si bizarre, ne l'aurait pas écouté, soit pour s'assujétir à un régime varié, soit pour permettre l'application des différens remèdes nécessaires au rétablissement de sa vue.

CHAPITRE XXXVI.

Du changement de la vue myope en vue ordinaire après l'opération de la Cataracte.

La cataracte affecte rarement ceux qui sont naturellement myopes. Cette espèce de vue est ordinairement la plus solide et la moins sujette à varier ; on observe même qu'elle se perfectionne avec l'âge par la diminution de la convexité du cristallin. Sur le grand nombre d'individus que j'ai opérés de la cataracte depuis 36 ans, je n'en ai rencontré que deux qui étaient myopes.

Madame de Lalœuf, de Châtillon-sur-Indre, était née avec une vue si courte, qu'elle pouvait à peine reconnaître une personne à la distance de six pas. Elle eut la cataracte aux deux yeux à l'âge de 70 ans. Je lui en fis l'opération en 1779, en présence des maîtres de l'art. Je mis hors de chaque œil un cristallin assez volumineux, convexe et de couleur jaune. Douze jours après, je lui ôtai le bandeau, et je la fis placer de manière à l'accoutumer par degré à l'éclat de la lumière naturelle sans la fatiguer. Sa vue se fortifia au point que, deux mois après l'opération, elle m'écrivit à Paris, où je me trouvais alors, qu'elle distinguait de 550 pas les objets d'une surface un peu étendue, et qu'elle lisait même sans lunettes.

Le sieur Davezé, huissier en la commune de Cloyes, près de Vendôme, était cataracté de l'œil gauche : il avait perdu l'œil droit par une espèce de glaucôme blanc du cristallin, qui vacillait dans la pupille. Je lui fis l'extraction de sa cataracte, et il distingua aussitôt les personnes qui se trouvaient dans la chambre. Huit jours après, en examinant son œil, j'aperçus une membrane de couleur grise, qui s'étendait dans la pupille et qui interceptait le passage de la lumière : je devinai sans peine que c'était la tunique cristalline qui, n'ayant pas été vraisemblablement assez déchirée, avait rétrogradé et formait cet obstacle à la vision. Cependant je ne crus pas devoir procéder de suite à une nouvelle opération, et je conseillai au malade de se rendre avec moi à Orléans. Je laissai reposer son œil pendant trois semaines. Lorsque l'inflammation fut tout-à-fait dissipée, je pris une aiguille plate, pour ne pas nuire à la cicatrice de la première incision et ne pas occasionner plus de douleur ; je la plongeai dans la sclérotique ; je dirigeai sa pointe vers la partie supérieure de la cristalloïde ; je détruisis toutes les adhérences qui unissaient cette membrane à l'uvée, et je la précipitai dans le bas de la chambre postérieure, où je réussis à la fixer. Seize jours après cette seconde opération, j'ôtai le bandeau au sieur Davezé : son œil se trouva bien guéri et sa vue parfaitement rétablie de ce côté. Il m'a écrit depuis qu'elle se fortifiait de plus en plus, et qu'il apercevait les objets de beaucoup plus loin qu'avant son indisposition.

Je vais maintenant expliquer la cause de cette variation de la vue.

La myopie est occasionnée par un excès de volume du cristallin et par la trop grande convexité de la cornée. On ne peut réformer ce défaut naturel de la vue par aucune espèce de remèdes ; mais il est certain que tout individu myope cessera de l'être lorsqu'il aura été opéré de la cataracte avec succès, parce que le cristallin est alors remplacé par l'humeur vitrée, et que la réfraction des rayons lumineux se faisant plus librement, la vue acquière la faculté de s'étendre à une plus grande distance.

CHAPITRE XXXVII.

Des différentes couleurs des Cataractes.

LES oculistes anciens et modernes ont parlé d'une diversité nombreuse de couleurs des cataractes, qui les leur faisaient distinguer en bonnes ou mauvaises. Cette distinction, tantôt vraie, tantôt fausse, les déterminait toujours dans le choix de celles qu'ils opéraient, et la plupart des cataractés restaient aveugles pendant toute leur vie, en attendant vainement que le changement de couleur de leurs cataractes permît de les soumettre à l'opération.

Mais, depuis la découverte de la méthode de l'extraction, on a reconnu l'erreur de ce principe ; on argumente beaucoup moins, et l'opération est plus utile pour le rétablissement de la vue que les raisonnemens et les systêmes.

Maître-Jan s'exprime ainsi dans son *Traité sur les maladies de l'œil*, page 123 :

« Les cataractes diffèrent à raison de leur
» couleur, en ce que les unes sont d'une
» couleur céleste, d'autres blanches qui
» sont les plus communes, sous lesquelles
» je comprends celles qui sont d'un blanc

11*

» de neige, d'un blanc de plâtre, d'un
» blanc de perle, d'un blanc argentin ou
» mercuriel, et d'autres blancs mêlés ; d'au-
» tres sont jaunes, d'autres noires, d'autres
» brunes, ou de couleur de fer, ou de
» châtaigne, d'autres grises ou cendrées,
» d'autres verdâtres. Nos auteurs en font
» encore de rouges, mais je n'en ai jamais
» vu (1).

» Il y a apparence que toutes ces dif-
» férentes couleurs naissent de la différente
» action de cette sérosité acide que j'ai sup-
» posée être la cause des cataractes. D'a-
« bord, en détruisant la transparence du
» cristallin, elle le blanchit, et en con-
» densant cette humeur qui forme les ac-
» compagnemens, elle les rend pareillement
» blancs, et leur blancheur est diverse sui-
» vant leur diverse disposition : ainsi, quand
» ces accompagnemens sont subtils, ils font
» paraître une couleur céleste ; quand ils
» sont plus épais, plus épars ou plus serrés,
» ils font paraître differens blancs, qui sont
» plus ou moins luisans selon que leur su-
» perficie est plus ou moins polie. Cette
» même sérosité agissant plus vivement et
» plus long-temps, elle jaunit non-seule-

____

(1) Je puis en dire autant que Maître-Jan.

» ment les cataractes, mais aussi leurs ac-
» compagnemens : ensuite elle les noircit,
» et de ces différens mélanges de blanc,
» de jaune et de noir, viennent les ver-
» dâtres, les brunes, celles de couleur de
» fer ou de châtaigne, les grises et les cen-
» drées. On peut encore dire que la diverse
» température des malades contribue beau-
» coup à la diversité de toutes ces cou-
» leurs, puisqu'un bilieux, par exemple,
» est plus sujet aux cataractes jaunâtres
» ou verdâtres, un mélancolique aux noires,
» aux brunes, aux grises ou cendrées, et
» à celles de couleur de fer ou de châ-
» taigne, un sanguin, un pituiteux, aux
» célestes et aux blanches, etc. »

La cataracte des pituiteux est le plus
souvent de couleur grise ou cendrée, et
quelquefois d'un blanc perlé. Celle qui est
d'un blanc d'argent reçoit cette couleur de
l'humeur de Morgagni plus ou moins con-
densée, que Maître-Jan n'a désignée que
comme formant les accompagnemens du cristallin opaque, sans nommer cet auteur. Les
cataractes laiteuses et caseuses, dont le cristallin est dissous en partie ou en totalité
dans son enveloppe, sont de la couleur d'un
blanc de neige. On rencontre encore une
autre espèce de cataracte sèche, de couleur

roussâtre ou de marron, qui paraît plus plate et plus profonde que la cataracte ordinaire, et qui se trouve souvent adhérente à l'uvée. Celles qui sont très-anciennes prennent la couleur de corne de bœuf; elles deviennent aussi roussâtres, mais très-rarement ; on les trouve quelquefois plates et osseuses.

Maître-Jan a établi, dans le chapitre 9 de son ouvrage, le pronostic de toutes ces diverses espèces de cataractes; mais ce qui pouvait être vrai de son temps, relativement au procédé de l'abaissement que l'on mettait seul alors en pratique, n'est plus applicable aujourd'hui à celui de l'extraction.

La différence de couleur des cataractes n'est propre qu'à nous éclairer sur leur nature et leur état présent, et à nous guider dans le choix que nous avons à faire de l'une ou de l'autre des deux méthodes pour mieux répondre à la confiance et à l'espoir des malades.

L'opération de la cataracte, quelle que soit la couleur du corps opaque, aura toujours le succès désiré, si elle est faite avec dextérité par une main habile, si l'œil est en bon état et bien conformé, si la pupille a conservé son mouvement régulier, et si le cataracté joint à une bonne conduite un tempérament sain.

Il me paraît inutile de rappeler un grand nombre de récits fabuleux que les auteurs nous ont transmis sur cette partie de l'art. Les connaissances sublimes que nous avons acquises depuis un demi-siècle nous ont appris à nous méfier des écarts de leur imagination, et à ne pas adopter indistinctement toutes leurs idées. (1)

CHAPITRE XXXVIII.

Les enfans ne naissent pas avec la Cataracte.

CE n'est point dans le sein de sa mère que l'enfant peut contracter la cataracte, quand bien même celle qui doit lui donner le jour en serait affligée. Les véritables causes de cette maladie, peu de temps après la naissance, sont externes, et je vais le démontrer.

(1) Saint-Yves parle, dans son ouvrage, d'une cataracte qu'il appelle *filandreuse*. Il dit qu'après avoir jugé sur sa couleur qu'elle était bonne à opérer, il avait reconnu ensuite qu'elle était incurable, parce qu'en l'abaissant l'aiguille tirait toujours des filets sans en trouver la fin. Cette cataracte était sans doute liquide, et cet auteur, dont la main était si exercée, aurait pu en pro-

Le fœtus, renfermé dans la matrice, y est à l'abri de toute impression de l'air ; il y trouve sa nourriture et s'y développe paisiblement.

Au moment de sa naissance , l'enfant est bien plus sensible que les autres hommes aux variations de l'atmosphère et au changement des saisons : il annonce par ses cris et ses pleurs qu'il commence à souffrir en respirant ; mais hélas ! il ignore encore que ce premier état de mal-aise n'est que le prélude des maux innombrables qu'il doit endurer dans le cours de son existence.

Lorsqu'on lui a donné tous les soins qui lui sont nécessaires, on lui couvre la tête, on l'enveloppe de langes , on le couche bien chaudement dans un berceau ; il s'accoutume enfin peu-à-peu à l'élément qui l'entoure et qui lui avait paru d'abord si incommode.

Mais bientôt, oubliant la faiblesse et la fragilité de ce nouvel être, on le transporte

---

curer la guérison en déchirant son enveloppe. Dans une circonstance semblable , si un oculiste ne réussit pas aujourd'hui à diviser avec l'aiguille la cristalloïde devenue trop épaisse, il doit inciser la cornée, après avoir dilaté la pupille avec l'extrait de belladona , et extraire le corps opaque : le succès ne sera pas douteux.

imprudemment dans une église, dont la température est ordinairement froide et humide ; on le tient, dans ce lieu, la tête longtemps découverte, et on le baptise avec de l'eau froide. Pendant toute cette cérémonie, l'enfant souffre et ne cesse de crier, ce qui prouve que la fraîcheur de l'air et l'eau froide qu'on a répandue sur sa tête lui sont très-contraires. En effet, l'humeur de la transpiration, se trouvant interceptée dans cette partie, est souvent répercutée sur le cerveau, sur l'organe de l'ouie (1) et sur les yeux, où elle occasionne une multitude de désordres, et particulièrement la cataracte.

(1) Il est bien permis de penser que la répercussion de l'humeur de la transpiration par la fraîcheur de l'air ou de l'eau peut affecter aussi l'organe de l'ouie chez les nouveau-nés, et leur causer la surdité ; car on sait que la membrane du tympan est mince, sèche, très-nerveuse, et par conséquent très-susceptible d'altération. En Suisse, les ministres protestans administrent le baptême dans leurs temples : ce pays étant plus froid que la France, on y trouve un plus grand nombre d'enfans qui ont la cataracte, et presque autant de sourds-muets. Dans le canton de Zurich seulement, on en a compté 139, suivant le rapport qui en a été inséré dans la gazette de cette ville du 14 janvier 1809, et ensuite dans le journal de l'Empire du 25 du même mois.

Les femmes âgées, qui sont témoins de l'affliction d'une mère sensible dont le nourrisson est affecté d'une fluxion, d'un abcès sur la cornée ou d'une cataracte, lui disent pour la consoler qu'il faut que les enfans paient le tribut du baptême : il serait bien plus naturel d'éviter la cause de toutes ces maladies.

Je désirerais, pour la conservation de la santé des enfans nouveau-nés, qu'il fût ordonné par MM. les archevêques et évêques à tous les prêtres de la Chrétienté de ne les baptiser en toute saison de l'année qu'avec de l'eau tiède, et de leur administrer ce sacrement pendant l'hiver dans leur maison natale, pour ne pas les exposer aux intempéries de l'air.

En 1780, M. l'abbé Desmonceaux présenta à ce sujet une requête à l'assemblée du clergé ; mais ce corps ne daigna pas lui répondre : il pensa sans doute qu'un ecclésiastique ne devait point s'occuper d'un objet qui n'était pas de son ressort, et usurper la science du médecin, qui est incompatible avec les fonctions sacerdotales.

On voit en effet beaucoup de ministres du culte, qui, à l'aide d'une mauvaise routine et par un intérêt blâmable, plutôt que par un esprit de charité et d'humanité,

font

font journellement des victimes, en traitant avec un ou deux remèdes plus de 130 maladies qui affligent le plus utile et le plus beau de nos sens ; mais M. Desmonceaux n'était pas de ce nombre, et sa requête avait un but très-important.

Au mois de novembre 1808, j'ai fait insérer dans les journaux d'Orléans une note intéressante sur le danger d'administrer le baptême avec de l'eau froide. J'ai appris avec satisfaction que plusieurs pasteurs ont eu le courage de braver le préjugé vulgaire, et de se rendre à la sagesse de mes conseils.

Les observations suivantes pourront encore convaincre de la nécessité de renoncer à un usage aussi pernicieux.

OBSERVATION Ire

En 1805, M. Carré, médecin de l'hospice de Bourges, m'a fait voir en cette ville un nourrisson de deux mois, qui avait été baptisé avec de l'eau froide, et qui avait eu ensuite, pendant quinze jours, une fluxion sur les deux yeux. Nous avons remarqué dans chaque pupille de cet enfant un blanc laiteux, que j'ai déclaré être la cataracte.

OBSERVATION IIe

En 1803, la femme de François Gobion,

propriétaire en la commune de Fleury, arrondissement d'Orléans , m'apporta sa petite fille, âgée de trois mois. J'examinai cet enfant, et je dis à la mère que sa fille avait la cataracte aux deux yeux, mais qu'on pourrait lui rendre la vue par le secours de l'opération , lorsqu'elle aurait atteint l'âge de puberté.

Je fis des questions à cette femme pour savoir ce qui avait pu donner lieu à cette maladie. Elle me répondit qu'étant accouchée dans l'hiver, on avait porté son enfant le lendemain à l'église, où elle avait été baptisée avec de l'eau froide, comme il est d'usage dans les paroisses de campagne, parce que l'on s'imagine que l'eau chaude n'est pas aussi naturelle ; elle ajouta que, ce jour-là même où l'air était très-froid, elle avait eu une fluxion aux deux yeux, un rhume de cerveau et un mal de gorge, qui l'avaient mise en danger de perdre la vie.

J'ai eu la curiosité, pour l'avantage de l'art que j'exerce, d'aller revoir cet enfant au mois de septembre 1807 et en janvier 1810. A ma première visite, je m'aperçus que la cataracte de l'œil gauche était diminuée de plus de moitié, et que cette petite fille voyait assez pour se conduire. A la seconde, je la trouvai presque en-

tièrement disparue : elle avait sans doute
été absorbée à travers les pores de la cristalloïde ; car cette tunique, qui paraissait
ridée et retirée en un seul point de la grosseur d'une tête d'épingle au centre de la
pupille, ne tenait plus que par quelques
fibres éparses à la circonférence de l'uvée.
La vue de cet œil s'était en conséquence améliorée ; mais la cataracte de l'œil droit n'a-
vait subi aucun changement : elle était toujours d'une couleur blanc de lait, comme
à sa naissance.

OBSERVATION III.ᵉ

En 1810, M. Henri, habile médecin de
Loches, m'a fait voir un enfant de trois
mois, cataracté des deux yeux à la suite
d'une fluxion qui s'était manifestée aussitôt
après son baptême. Nous avons observé que
la cataracte de l'œil droit était diminuée
de moitié, et que celle de l'œil gauche
tendait à la même disposition.

OBSERVATION IV.ᵉ

Je fus mandé à Dreux en 1805, pour y
opérer de la cataracte M. Boucher, marchand de meubles. Deux jours après mon
arrivée, le sieur Alexandre, du canton de
Brissol en Normandie, m'amena deux de

ses enfans, l'un âgé de quinze mois et l'autre de trois ans, qui étaient complètement cataractés des deux yeux. Il ne put me dire la cause de cette maladie ; mais je présume que si ces cataractes ne sont pas survenues à la suite du baptême, elles ont pu être occasionnées par les vapeurs humides qui s'exhalaient d'un moulin à foulon placé sous la maison du sieur Alexandre.

Le voisinage de l'eau rend en général les enfans plus sujets à la cataracte par les fraîcheurs qu'ils éprouvent au corps et à la tête. La Normandie est d'ailleurs un pays naturellement froid, où l'on rencontre beaucoup de cataractés de tout âge. Les autres maladies des yeux y sont aussi très-communes, sur-tout après la petite-vérole, dont la malignité cause assez souvent dans cette contrée la perte partielle ou totale de la vue.

OBSERVATION V.e

La fille de M. Mariette, aubergiste à Caen, fut affligée de la cataracte aux deux yeux dès l'âge de 4 à 5 ans. Sa mère attribuait cette maladie à des fraîcheurs qu'elle avait éprouvées à la tête en se décoiffant fréquemment à cet âge. Je l'ai opérée en 1787 : elle avait alors 13 ans. J'ai été satisfait de sa docilité à observer le regime, et sa vue s'est bien conservée jusqu'à ce jour.

J'ai remarqué que les enfans qui ont la cataracte dans leur bas-âge l'ont ordinairement aux deux yeux. J'en ai vu aussi qui étaient en même temps assez sourds ; mais cette dernière affection a cédé au traitement que je mets en usage après l'opération de la cataracte, et sur-tout à l'effet du vésicatoire appliqué à la nuque.

OBSERVATION VI.ᵉ

Madame la comtesse de Morges me recommanda à Grenoble le fils de son fermier, qui avait aux deux yeux des cataractes que l'on prétendait être de naissance. Les deux cristallins paraissaient d'un jaune clair à leur circonférence ; on apercevait au centre un petit corps blanc et ridé en forme d'étoile : c'était la capsule, qui, étant exfoliée et séparée de l'humeur vitrée, tenait encore au contour de l'uvée. Ce jeune homme voyait cependant assez par le côté d'un œil pour se conduire. Je lui fis l'extraction de ses deux cataractes ; elles étaient de l'épaisseur d'une pièce de dix sous : la portion la plus liquide avait été absorbée ; la plus épaisse s'était unie intimement à l'enveloppe et s'était endurcie.

Cette opération eut le plus heureux succès par la docilité du malade, qui retourna bien satisfait dans la ferme de son père.

Ces sortes de cataractes deviennent osseuses, plâtreuses ou tout-à-fait membraneuses lorsque l'individu a acquis quelques années de plus. J'aurai encore l'occasion d'en parler dans un autre chapitre de cet Ouvrage.

CHAPITRE XXXIX.

De la Cataracte des animaux.

Les animaux ne naissent pas non plus avec la cataracte, mais ils y sont sujets comme nous dans le cours de leur vie.

Parmi les quadrupèdes, le cheval, le bœuf et le chien de chasse, qui travaillent et fatiguent beaucoup, sont le plus ordinairement affectés de cette maladie du cristallin. Ceux qui restent oisifs n'en sont pas plus exempts, car ils deviennent presque tous cataractés dans leur vieillesse.

Les oiseaux sont plus rarement affligés de la suffusion et des autres maladies des yeux, parce que la plupart ne vivent pas long-temps : il faut néanmoins en excepter ceux qui ont l'habitude de se battre entre eux à coups de bec. J'ai eu un pigeon qui avait perdu un œil par une large taie à la cornée, après s'être battu avec un autre mâle.

Le seul oiseau que j'ai vu cataracté d'un œil est un perroquet gris, qui appartenait à une demoiselle de Saintes. Le corps opaque était d'un blanc de perle, et la pupille avait conservé son mouvement naturel, qu'on distinguait le soir avec une lumière.

Cet oiseau s'échappa un jour d'été à sept heures du matin, et ne fut retrouvé qu'à huit heures du soir. Comme j'ai été témoin de cet événement, j'ai fait à son sujet les vers suivans, sur le rapport du berger qui le rendit à sa maîtresse.

Un perroquet mignon sort de sa triste cage,
Et s'envole au milieu d'un très-joli bocage.
Il se perche, joyeux d'entendre les oiseaux,
Et bientôt, dans leurs chants, il connaît ses rivaux.
Il se dresse et se fixe, il se gratte l'oreille :
Tout cela pour un temps fut chose sans pareille ;
Mais la faim le surprend, il veut s'en retourner,
Et sa maîtresse en vain ne cessait d'en parler.
Mon borgne mécontent prend une autre tournure ;
Se fiant à sa voix, manière la plus sûre,
Il se met à siffler, étourdit les oiseaux :
Enfin on le distingue à l'aide des échos ;
Un fidèle berger escalade le chêne,
Et saisit le siffleur qu'il remet dans sa chaîne.

CHAPITRE XL.

De la Cataracte du cheval et de la ma-nière de l'opérer par extraction.

LE sieur Edouard, artiste vétérinaire, a donné un Mémoire (1) relatif à la cataracte du cheval et à son opération, dans lequel il s'exprime ainsi :

« La difficulté de fixer les animaux et
» d'obtenir de leur part cette immobilité
» courageuse avec laquelle l'homme sait
» se commander à lui-même au milieu des
» dangers et des plus vives douleurs, rend
» presque impraticables les opérations né-
» cessaires dans les maux auxquels les bêtes
» sont exposées. C'est sur-tout dans les opé-
» rations qui ont l'œil pour objet, que ces
» inconvéniens se multiplient. En effet, in-
» dépendamment de la peine qu'il faut
» prendre pour tenir la tête assujétie, il
» faut encore fixer l'œil qui est très-mobile.

(1) Ce Mémoire fait partie d'un ouvrage intitulé : *Instructions et observations sur les maladies des animaux domestiques, avec les moyens de les guérir.* Ce recueil, rédigé par une société d'artistes vétérinaires, a été mis en ordre et publié en 1793 par MM. Chabert, Flandrin et Huzard.

» Cet organe est attiré au fond de l'or-
» bite par un muscle aussi volumineux lui
» seul que les quatre muscles droits réunis,
» et défendu de plus par un autre qui forme
» la membrane clignotante, et qui se meut
» continuellement à l'approche de l'instru-
» ment avec lequel on cherche à le percer.
» Cet effet qui a lieu dans presque tous les
» animaux, existe au plus haut degré dans
» le cheval.

» On conçoit dès-lors combien il est dif-
» ficile d'inciser la cornée pour extraire le
» cristallin opaque. Aussi, cette opération
» a-t-elle été communément infructueuse,
» et sa pratique, sans être abandonnée to-
» talement, est devenue infiniment rare,
» Mais, cherchant à me rendre utile à mon
» pays, guidé par un motif aussi puissant,
» jaloux d'associer mes travaux à ceux des
» plus habiles artistes dans la science vé-
» térinaire, qui ont su joindre sur cette
» matière la théorie à la pratique, placé
» dans un canton de l'Artois où la cata-
» racte est très-commune chez les chevaux,
» je me suis livré à la recherche des moyens
» qui peuvent assurer la réussite de cette
» opération. »

M. Edouard attribue la cataracte de ces
animaux aux alimens trop succulens qu'on

leur donne, tels que des plantes légumi-
neuses dont les graines ont été laissées dans
leurs gousses après leur maturité. Ces
plantes, connues sous la dénomination générique de fourrages, sont : la vesce, les
lentilles, les féves et les pois, qui doivent
contribuer, ainsi que la disposition locale
et l'éducation forcée dans le premier âge,
à épaissir les humeurs.

Les cataractes que cet artiste a observées
aux chevaux, sont de trois sortes : elles
proviennent de l'opacité du cristallin, ou
de l'épaississement de sa capsule antérieure,
ou de la perte de la transparence de la tunique du chaton. Ces cataractes diverses
se compliquent quelquefois avec l'adhérence
des bords de la pupille et la saillie du cristallin en avant. Lorsque ces complications
ont lieu, l'opération est plus difficile et le
succès moins assuré.

Pour procéder à l'opération, le sieur
Edouard fait tenir la paupière relevée et
la membrane clignotante fixée, chacune par
un *speculum* (1); il assujétit le globe au

____

(1) Il fixe quelquefois la membrane clignotante avec un crochet approprié qui la traverse ;
mais il n'a recours à ce moyen violent que dans
le cas d'insuffisance du *speculum* pour la maintenir.

moyen d'une pince à ressort, composée de deux demi-anneaux qui embrassent sa partie postérieure ; il confie cette pince à l'aide qui tient le *speculum* de la paupière, et le mouvement de l'œil se trouve arrêté par cet instrument ; il incise ensuite avec le bistouri la partie inférieure de la cornée et la tunique capsulaire, et le cristallin sort aussitôt. Si la cristalloïde est épaissie, il en fait l'extraction avec une pince ; il n'enlève pas au contraire la membrane du chaton lorsqu'elle est altérée, parce qu'il ne pourrait la détacher sans occasionner l'effusion d'une partie de l'humeur vitrée. Si le cristallin se trouve adhérent à la face postérieure de l'iris, il incise circulairement sa capsule, et fait sortir le corps opaque par cette ouverture.

Après l'opération, il rapproche les paupières, qu'il tient unies par deux points de suture afin qu'elles restent constamment fermées. Il les couvre de deux compresses qu'il maintient par un bandage, pour prévenir les mauvais effets du frottement.

Le terme de la guérison est ordinairement de trois semaines. Pendant ce temps, M. Edouard fait garder le régime au cheval ; il ne lui donne que les deux tiers de sa ration, et lui diminue celle de l'avoine. S'il paraît échauffé, il met trois gros de sel de nitre dans chaque seau d'eau pure ou blanchie. Ce régime est facile et n'exige pas beaucoup de soins : celui qui doit précéder l'opération et qui n'offre pas plus de difficulté, est aussi essentiel pour en préparer le succès, autant qu'il est possible.

M. Edouard dit ensuite que, quelque exercé que l'on soit dans la pratique de cette opération, elle serait souvent infructueuse si l'on n'avait la précaution de donner au cheval quatre gros d'opium dans un véhicule aqueux, demi-heure avant de l'opérer. Les premiers essais lui eurent bientôt fait connaître que ce remède a la propriété de calmer la douleur à l'extérieur comme à l'intérieur : cette dose convient, suivant lui, pour procurer un engourdissement aux chevaux de la taille de dragon. Il n'est pas néanmoins indifférent de faire précéder avant tout la saignée et la purgation, ainsi que l'usage des boissons délayantes et tempérantes, pour éviter que le progrès de l'inflammation n'occasionne la perte de l'œil.

Il ajoute que tous les chevaux qu'il a opérés avec succès ne voient pas également bien, mais que ceux qui sont le moins favorisés distinguent assez les objets pour se conduire, et même que quelques-uns qui ont été remis dans leurs escadrons y ont manœuvré sans broncher.

Cet artiste a pratiqué aussi cette opération sur l'homme avec un instrument de son invention.

M. Edouard ne nous dit pas s'il fait tomber le cheval sur la paille dans l'écurie ou s'il l'opère tout droit, ce qui est plus pénible. Pour moi, j'en ai opéré plusieurs pour m'instruire dans l'art vétérinaire, et j'ai toujours jugé à propos de les faire abattre, parce que j'ai pensé qu'il serait plus facile et plus sûr de leur faire tenir la tête par deux aides. Je les avais préparés pendant plusieurs jours par une nourriture saine et l'eau blanchie avec du son.

Voici le procédé opératoire que j'ai mis en usage :

Je fixe la paupière supérieure avec mon élévatoire, que je fais tenir verticalement par un aide ; je plonge dans la sclérotique une petite aiguille plate, qui arrête en même temps la vivacité des mouvemens de l'œil et de la membrane clignotante ; j'incise ensuite la cornée avec le bistouri à côté de l'angle externe, et, par le moyen d'une petite aiguille un peu crochue, j'enlève la tunique cristalline, qui se trouve ordinairement épaisse ; je mets hors de l'œil avec la curette le corps opaque qui est presque toujours mou.

Mon pansement consiste dans l'application d'une compresse graduée, que j'imbibe d'eau de Cologne affaiblie avec de l'eau tiède, et que j'assujétis par plusieurs tours de bande. Je renouvelle ce pansement une fois chaque jour jusqu'à la guérison, qui a lieu ordinairement en neuf ou dix jours.

Je fais placer l'animal au milieu de l'écurie, loin du mur et de la crèche, et on l'attache à la poutre avec une alonge, pour qu'il ne puisse se coucher de plusieurs jours ni frotter son œil en aucun endroit. Je prescris au valet d'écurie de lui donner, les deux premiers jours, du son tantôt mouillé et tantôt sec, et de lui faire boire de l'eau blanche deux fois le jour. Le troisième jour, je lui fais donner une demi-botte de foin mêlé avec autant de paille ou de fourrage vert suivant la saison, et deux ou trois rations de son sec ou un peu mouillé. Je recommande sur-tout de le surveiller pendant qu'il mange, soit à la crèche, soit au râtelier, pour l'empêcher de se frotter l'œil, de le ramener au milieu de l'écurie lorsqu'on reconnaît qu'il a assez mangé, et de l'attacher de nouveau à la poutre.

Je suis bien éloigné d'approuver les points de suture que M. Edouard pratique aux paupières pour les tenir fermées jusqu'à la guérison. Je trouve que ce procédé est un peu cruel et je le regarde même comme inutile, parce que la plaie de la cornée se réunit assez promptement, et qu'il y a peu d'accidens à craindre lorsque le cheval est bien soigné. Ces points de suture peuvent d'ailleurs enflammer les paupières, les rendre douloureuses, irriter l'œil et prolonger la cure.

Plusieurs chevaux qui ont été opérés et traités suivant ma méthode et mes principes ont été parfaitement guéris, lorsque les soins et la surveillance n'ont pas été négligés.

Je ne dois pas néanmoins laisser ignorer que j'ai vu survenir une hémorragie à deux chevaux aussitôt après le déplacement du corps opaque; mais elle ne provenait que de la rupture de quelques vaisseaux de l'iris auxquels le cristallin était adhérent. Cet accident arrive communément lorsqu'on a différé trop long-temps d'opérer ces animaux, et l'opération devient quelquefois infructueuse par la suppuration du globe et la perte de la vue.

A la vérité, il est si difficile et si pénible d'opérer et de soigner les chevaux, qu'on laisse aveugles le reste de leur vie presque tous ceux qui ont la cataracte. Cependant on ne peut pas refuser de tenter l'opération sur un cheval de prix qui appartiendra à une personne riche ou à un prince, et qui pourra rester plus aisément sans rien faire pendant le temps nécessaire pour la préparation et pour la cure, que celui d'un laboureur ou d'un roulier, dont une si longue suspension de travail nuirait trop aux intérêts de son maître.

J'objecterai à M. Edouard que le *speculum* et le crochet dont il se sert pour fixer la membrane clignotante, peuvent causer des accidens : le premier, par la pression qu'il exerce sur le globe, peut le faire rentrer dans l'orbite et déterminer l'évacuation d'une portion de l'humeur vitrée ; le second, en traversant la membrane, doit occasionner de la douleur et de l'inflammation dans toute cette partie.

La méthode que j'emploie est plus douce et moins fatiguante : 1.° l'élévatoire fixe la paupière et la tient relevée pendant tout le temps de l'opération ; 2.° l'aiguille que j'introduis dans la cornée opaque arrête en même temps les mouvemens de l'œil et de la membrane clignotante, et la piqûre de

la

la sclérotique est bien moins dangereuse que
la blessure de la membrane par le crochet,
puisqu'elle ne cause ni douleur ni irritation.

M. Edouard parle aussi d'un nouvel instrument qu'il a inventé pour pratiquer cette
opération, et qui paraît très-compliqué,
d'après le détail qu'il donne des différentes
pièces qui le composent ; mais il aurait dû
au moins le faire graver pour en faciliter
l'intelligence.

CHAPITRE XLI.

*Des causes qui peuvent occasionner l'oc-
clusion de la pupille, et des différens
moyens d'y remédier pour rétablir la
vue.*

La pupille ou prunelle est cette ouverture qui est placée dans le milieu de l'œil,
et qui donne passage aux rayons de la lumière pour aller peindre les objets sur la
rétine. Elle se dilate ou se resserre selon
la clarté ou l'obscurité, ou selon le plus
ou le moins d'éloignement des objets, afin
de recevoir plus ou moins de rayons ; mais
si les fibres de l'iris se relâchent par une
cause quelconque, la pupille se ferme et

refuse le passage aux rayons lumineux, ce qui produit alors l'aveuglement.

Les causes les plus ordinaires de l'occlusion de la pupille, sont : les ophtalmies chroniques négligées ou mal traitées, celles qui surviennent après l'opération de la cataracte, et la petite-vérole. Cette dernière maladie est d'autant plus redoutable pour les enfans, que le médecin le plus instruit n'est pas toujours le maître d'arrêter les progrès de l'ulcération, et de l'empêcher d'affecter en même temps la pupille et la cornée : c'est ainsi que la plupart deviennent aveugles, lorsqu'ils ne succombent pas aux effets terribles de ce virus contagieux. Puisse la découverte de la vaccine, en se propageant de plus en plus, anéantir enfin un fléau si funeste à l'humanité !

Cheselden, célèbre chirurgien anglais, a conçu le premier l'heureuse idée de remédier à l'occlusion de la pupille par un procédé opératoire qu'il a imaginé pour rendre la vue à un individu, en incisant une de ses pupilles qui s'était fermée à la suite d'un accident. (1)

---

(1) M. Morand, habile chirurgien de Paris, dit avoir vu Cheselden ouvrir à Londres une pupille fermée par accident, cela est très-croyable;

M. Janin, mon compatriote, admirateur
constant des grands talens, fut frappé d'une
aussi belle découverte, et s'empressa de
l'adopter pour sa pratique. Il fit fabriquer
une aiguille semblable à celle de Cheselden ;
elle était un peu tranchante, moins pointue
et un peu plus large que celle avec laquelle
on abaisse ordinairement la cataracte. Il s'en
servit d'abord sur deux particuliers, à trois
mois de distance l'un de l'autre ; mais ces
deux opérations n'eurent aucun succès,
parce qu'il incisa l'iris dans un sens contraire, et que cette tunique se cicatrisa
complètement. Il avait été tellement dé-
couragé qu'il ne pensait plus à faire de nou-

---

mais ce qui l'est moins, c'est l'observation qu'il a
fait insérer dans le 2.ᵉ volume des Mémoires de
l'Académie royale de chirurgie de Paris, sur un
aveugle qui était né avec l'occlusion des deux pupilles, car Cheselden n'aurait pas manqué d'en parler.
Il est plus qu'évident que M. Morand a confondu
cette guérison avec celle d'un jeune homme de 14
ans, que l'oculiste anglais a opéré avec succès de
la cataracte prétendue de naissance, et dont il est
question dans le N.º 402 des Transactions philo-
sophiques, art. 7, et dans les ouvrages de plusieurs auteurs. D'ailleurs, on n'a jamais cité aucun
fait de ce genre, et M. Janin dément avec raison cette cloture naturelle de la pupille.

velles tentatives en pareille circonstance, lorsqu'un événement fortuit le conduisit à reconnaître qu'il lui était possible de réussir.

Il rapporte, dans son ouvrage, p. 184, qu'en opérant une femme de la cataracte par extraction, elle fit un mouvement involontaire de la tête au moment où il allait terminer la section de la cornée, du côté du petit angle, avec les ciseaux à la Da-viel, en sorte que leur pointe pénétra dans l'iris sans qu'il s'en aperçut, et qu'ayant divisé d'un seul coup environ trois lignes de cette tunique, la cataracte sortit par la pupille, et la malade distingua sur-le-champ les objets.

M. Janin ne sentit pas aussitôt toute l'importance de la découverte que le hasard venait de lui offrir ; ce ne fut que dans la suite et lorsqu'il eut été éclairé par de nouveaux faits, qu'il fut enfin convaincu de l'avantage qu'il pouvait retirer de la pupille artificielle, d'après l'effet accidentel qui en était résulté dans l'opération de cette femme. Il avait cru d'abord que la dilatation de la plaie de l'iris n'était entretenue que par le séjour d'une portion de l'humeur vitrée qui en empêchait la réunion ; mais il reconnut son erreur lorsqu'après avoir opéré deux autres personnes de la cataracte, il ouvrit de même l'iris avec les ciseaux (1), et s'aperçut ensuite que chaque œil avait deux pupilles.

Voici comme il s'exprime à ce sujet :

« Ce phénomène fixa mon attention et
» celle de M. Duffieu, médecin, à qui je
» le fis observer. J'en cherchai la cause ;
» voici quelles furent mes réflexions : je ne
» les donne que comme des conjectures,
» qui cependant me paraissent très-pro-
» bables. Nous avons observé, dans l'A-
» brégé anatomique, § 15, 16 et 17, que
» les mouvemens de l'iris viennent de l'ac-
» tion des fibres musculaires, rayonnées
» et circulaires de cette tunique. Nous
» y avons observé aussi que la prunelle,
» dans son état naturel, est resserrée lors-
» qu'on est endormi. Ces vérités rappelées,
» on comprend aisément qu'une plaie faite

____

(1) On m'a assuré que M. Janin avait la vue myope, et que cette incommodité l'exposait assez souvent à blesser l'iris dans cette opération, en se servant des ciseaux à la Daviel pour agrandir l'incision de la cornée. Aussi je pense que lorsqu'un mouvement involontaire du malade ou toute autre cause ont empêché de terminer la section de cette membrane, il est préférable d'introduire l'aiguille dans la plaie et d'abaisser la cataracte, comme je l'ai démontré plusieurs fois.

» à l'iris en ligne verticale et en coupant
» en deux portions un certain nombre des
» fibres rayonnées de cette tunique, les
» lèvres d'une telle plaie doivent s'éloigner
» l'une de l'autre lorsque les fibres circu-
» laires sont en action. Or, l'œil étant
» fermé et couvert, la pupille sera resserrée ;
» de-là doit en résulter une plus grande
» dilatation de la plaie de l'iris, parce
» qu'alors les fibres rayonnées sont en quel-
» que sorte dans un état d'extension, ce
» qui empêche les lèvres de la plaie de
» cette tunique de se réunir. Les fibres
» rayonnées sont-elles en action ? pour lors
» la pupille naturelle se dilate, et la plaie,
» dans ce cas, a moins de largeur. Voilà
» sans doute la cause qui empêche ces sortes
» d'ouvertures de l'iris de se cicatriser ; d'où
» résulte l'état permanent de cette pupille ar-
» tificielle. Mais, dira-t-on, d'où vient que
» la plaie que vous avez faite à l'iris des
» sujets des deux premières observations se
» sont cicatrisées, tandis que celles de ces
» derniers ne se sont pas fermées ? On
» répond que les incisions faites à cette tu-
» nique, aux derniers sujets, avaient sé-
» paré en deux portions un nombre de
» fibres rayonnées, et nous venons d'ex-
» pliquer par quel mécanisme les lèvres de

» cette plaie s'éloignaient l'une de l'autre,
» au lieu qu'aucun agent ne pouvait éloi-
» gner celles des premiers sujets, l'incision
» ayant été faite hörisontalement et entre
» les interstices des fibres rayonnées ; aussi
» de leur approche mutuelle résulta leur
» réunion. »

Nous devons donc à M. Janin de nous avoir démontré d'une manière claire et précise la théorie anatomique de l'écartement des fibres de l'iris après leur division, et de nous avoir indiqué de pratiquer verticalement la pupille artificielle sur la partie antérieure de cette tunique, après avoir incisé la cornée. Sa méthode est préférable, dans beaucoup de circonstances, à celle de Chéselden, sur-tout lorsque l'œil est très-mobile, 1.° parce qu'elle est plus facile et plus prompte, et qu'elle se pratique en deux temps, souvent même sans aucune effusion de sang, ou s'il en paraît un peu, une partie s'écoule par la plaie de la cornée et le reste est absorbé ; 2.° parce que la plaie de l'iris est moins sujette à se réunir.

J'ai fait, d'après la méthode de M. Janin, deux pupilles artificielles, qui vont être l'objet des observations suivantes.

Madame Blavot, propriétaire en la commune de Theuville, près de Chartres, était cataractée de l'œil droit : elle avait perdu l'usage de l'œil gauche par un accident. Elle se rendit à Paris pour se faire opérer de sa cataracte. L'oculiste qui lui fit cette opération incisa trop haut la cornée, et la malade, ayant négligé d'observer le régime, éprouva une ophtalmie considérable, qui fut suivie d'une légère suppuration aux bords de la plaie. La pupille s'oblitéra en prenant adhérence avec la cicatrice de l'incision, qui se trouva être de couleur blanche, transversale et de la largeur de trois-quarts de ligne. Je lui fis l'opération de la pupille artificielle, à Chartres, en 1796, en présence de MM. Puech et Calari, chirurgiens en cette ville. J'incisai le côté externe de la cornée, un peu au-dessus de la première cicatrice, avec les ciseaux droits (Q), que je plongeai verticalement dans l'iris, et qui y formèrent sur-le-champ une division assez large pour laisser passer une tête de mouche (1). Quinze jours après, cette pupille nous parut être devenue un peu ovale et permettre un libre

______

(1) Cette pupille est figurée sous le N.º 2 de la planche gravée. Le N.º 1 représente celle de M. Demours, dont je me propose de parler dans un instant.

accès aux rayons lumineux. Cette femme m'a écrit dernièrement qu'elle distingue un clocher d'une demi-lieue , et qu'elle travaille et se transporte par-tout où ses affaires l'appellent ; seulement, le soir, elle est obligée de se tourner un peu de côté lorsque la chandelle est allumée , pour en supporter la clarté.

Marie-Anne Lacoste , des environs de la commune de Meung-sur-Loire , était affligée de l'occlusion de l'iris de l'œil droit , qui avait été déterminée par une ulcération de la cornée et de la pupille à la suite de la petite-vérole. Je lui ai pratiqué une pupille artificielle à une demi-ligne au-dessus de la taie (*voyez le* N.° 3), et elle distingue parfaitement les objets.

Je dois maintenant rendre compte des résultats que j'ai obtenus, dans ma pratique, de la méthode de Cheselden et de l'usage de son aiguille pour cette opération.

M. Guillard , ancien curé , demeurant actuellement en la commune du Sourd , près de Chartres , avait été opéré de la cataracte aux deux yeux. L'œil gauche s'était totalement affaissé par une suppuration abondante , et il était survenu à l'œil droit un staphylôme de l'iris , accompagné d'une ophtalmie grave et rebelle. Le staphylôme

13*

avait disparu, mais la pupille s'était oblitérée. Il vint me trouver à Orléans en 1798.
Je lui fis une ouverture au-dessus de la
pupille, en passant l'aiguille à travers la
sclérotique, et je divisai l'iris en forme de
croix, mais le sang qui sortit aussitôt me
força de retirer l'aiguille. Vingt jours après,
l'œil s'éclaircit, et il y parut une pupille
si petite qu'on aurait pu croire qu'elle avait
été faite avec une épingle ordinaire. Néanmoins, ce curé fut bientôt en état de dire
sa messe avec le secours d'un verre à cataracte. En 1808, M. Compain, habile médecin et chirurgien-accoucheur à Chartres,
l'a fait lire en ma présence dans plusieurs
livres, et nous en avons été très-satisfaits.

Dans le cours de la même année, j'eus
encore l'occasion d'opérer une autre personne par la méthode de l'oculiste anglais,
mais ce fut sans aucun succès; la plaie de
l'iris se cicatrisa complètement, quoique
j'eusse traversé cette membrane en forme
de croix, et le malade ne voulut pas se
soumettre à une seconde opération, que
je me proposais de lui faire en plongeant
les ciseaux dans l'iris.

Après avoir ainsi pratiqué successivement
la méthode de Cheselden et celle de M.
Janin, je suis fondé à prononcer sur le

mérite de l'une et de l'autre. Je n'ignore pas que Cheselden a obtenu de grands succès, mais il ne les a dus sans doute qu'à une extrême habileté qui lui était particulière : il importe peu d'ailleurs que l'ouverture de la pupille soit faite à la partie postérieure ou antérieure de l'iris, lorsqu'on réussit. Cependant il faut convenir que M. Janin a ajouté un degré de perfection à cette opération ; et quoique l'expérience m'ait appris que sa méthode n'a pas toujours le succès que l'on désire, je la regarde comme bien plus sûre que celle de Cheselden.

M. Beer, médecin-oculiste à Vienne en Autriche, a imaginé, pour faire la pupille artificielle, de tirer l'iris à l'extérieur au moyen d'un petit crochet, après avoir fait l'incision de la cornée, et d'en couper une partie. Il assure que, sur quarante-deux opérations, trente-sept ont eu un résultat heureux par cette méthode. Mais M. Beer ne s'expose-t-il pas, en tirant ainsi l'iris avec le crochet, à détacher cette tunique du côté opposé à la taie, ou bien un mouvement involontaire de la tête du malade ne peut-il pas donner lieu à cet inconvénient ? Cependant j'ai employé sa méthode avec assez de succès sur un homme de la paroisse de Baccon, à six lieues d'Orléans ; seulement la pupille s'est trouvée trop longue (*voyez le* N.° 4), parce que j'avais coupé un peu trop de l'iris. Je pense d'ailleurs que ce procédé mérite d'être préféré à tous les autres, si l'on a soin de ne pas trop tirer cette membrane.

M. Demours observe qu'en opérant l'œil gauche de M. Sauvage il a eu l'attention de couper avec les ciseaux une petite portion de l'iris, ce qui, suivant lui, a favorisé l'écartement de la plaie, qui, sans cette précaution, se serait infailliblement réunie dans une partie aussi éloignée du centre de la pupille naturelle, où les fibres de l'iris ne sont nullement élastiques. M. Demours m'a fait l'amitié de m'envoyer dans le temps la gravure de cette pupille (*voyez le* N.° 1) ; on remarque en effet qu'elle est très-petite et placée à une grande distance de la pupille naturelle. Il me paraît difficile de croire que cet oculiste ait pu éviter, dans cette circonstance, de comprendre une portion de la cornée dans la section de l'iris, puisqu'il convient lui-même que ces deux membranes étaient adhérentes. Quoiqu'il en soit, il a réussi à procurer l'écartement des fibres de l'iris et à rendre la vue à son malade. Ce succès est sans contredit le meilleur titre à la confiance du public.

Lorsque les différentes méthodes que je viens d'indiquer ont été infructueuses, ou qu'on n'a pas assez d'espace pour les pratiquer, il ne reste plus qu'un seul moyen pour former la pupille artificielle, c'est de détacher en partie l'iris avec une aiguille plate, après avoir incisé la cornée. Ce procédé m'a réussi en 1796 sur la femme d'un vigneron des environs d'Orléans. Je dois cependant prévenir qu'il n'en résulte pas une vue aussi forte que de la pratique des autres méthodes, parce que la pupille, se trouvant le plus souvent trop large, donne passage à une trop grande quantité de rayons de lumière, qui fatiguent la rétine. On peut toutefois remédier à cet inconvénient par l'usage de lunettes appropriées à ce défaut de la vue.

La pupille artificielle peut être aussi le résultat d'un accident, et procurer, dans ce cas, le même avantage que celle qui est formée par l'opération.

Un garçon-maréchal de Lisieux, s'étant battu avec un de ses camarades, reçut dans l'œil droit un coup d'ongle qui lui détacha l'iris de l'étendue d'une ligne, et forma accidentellement, du côté de l'angle interne, une pupille artificielle, qui lui fut d'un grand secours pour distinguer les objets, lorsque la pupille naturelle se trouva oblitérée à la suite de l'inflammation violente qui survint à cet organe.

J'ai connu à Caen une couturière qui, en secouant son tablier, se donna un coup de pointe de ciseaux dans l'œil gauche. L'iris fut percée à côté de la prunelle ; le cristallin blessé devint opaque, et la pupille naturelle se rétrécit beaucoup. La pupille artificielle resta ouverte et me parut un peu plus grande que celle qui a été faite par M. Demours à M. Sauvage. Cette ouvrière n'apercevait de cet œil que la clarté du jour et celle du feu, parce que le cristallin et son enveloppe, ayant perdu leur transparence, ne permettaient plus le passage des rayons lumineux. Je crois que si elle avait été opérée, elle aurait pu au moins distinguer les objets à l'aide de cette pupille.

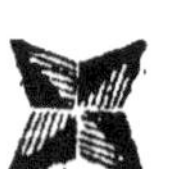

SECONDE PARTIE.

CHAPITRE PREMIER.

De l'Ophtalmie en général.

L'OPHTALMIE est une inflammation de la conjonctive, avec tension, douleur, chaleur et écoulement de larmes.

Cette inflammation occupe non-seulement le blanc de l'œil, mais elle s'étend encore très-souvent aux différentes tuniques internes de cet organe et même aux paupières. Le globe de l'œil devient alors beaucoup plus douloureux ; il y a élancemens, céphalalgie, fièvre, et quelquefois la douleur est si aigue que l'œil semble piqué par la pointe d'une aiguille ; d'autres fois le malade croit avoir du gravier sous les paupières. Dans cette affection, les globules rouges du sang passent continuellement dans les vaisseaux lymphatiques de la conjonctive.

La cause interne de l'ophtalmie est ordinairement un sang trop épais et trop échauffé par un travail opiniâtre ou par un usage immodéré des liqueurs fortes : c'est ainsi que la plupart des ivrognes ont les yeux ou les paupières habituellement rouges.

Les causes externes sont : les coups portés sur le globe de l'œil, les piqûres, les chutes, et enfin tout ce qui est capable d'irriter et d'enflammer cet organe.

Le pronostic de l'ophtalmie ne peut être fâcheux que lorsqu'elle est accompagnée d'accidens graves et qu'on néglige d'en arrêter les progrès.

La cure en est simple et facile toutes les fois qu'on administre de bonne heure les remèdes convenables. Les saignées plus ou moins réitérées, les bouillons rafraîchissans, les boissons délayantes, les purgatifs, les demi-bains, doivent être prescrits suivant les circonstances. La nourriture doit être tirée principalement de la classe des végétaux. On couvre l'œil de compresses de linge fin et propre, imbibées d'une décoction tiède de pierre divine ou d'eau distillée de fleurs de sureau ou de roses, qu'on renouvelle plusieurs fois dans la journée. Lorsque l'inflammation est rebelle, on a recours au vésicatoire ou au séton qu'on pratique à la nuque. J'ai vu assez souvent résulter de très-bons effets de l'application du vésicatoire sur la partie douloureuse de la tête.

CHAPITRE

CHAPITRE II.

De l'Ophtalmie sèche.

CETTE espèce d'inflammation a lieu lorsque le sang est privé des sérosités qui contribuent à le rendre plus fluide. On l'appelle *sèche* parce qu'elle n'est point accompagnée d'écoulement de larmes ; mais il y a toujours un peu de rougeur, de tension et de prurit à l'œil, douleur de tête, et quelquefois de la fièvre.

On prescrit au malade des alimens rafraîchissans, des boissons délayantes, le petit-lait, les bains, la saignée du bras, et on lui interdit les mets échauffans et le vin pur. On applique sur l'œil des compresses imbibées d'eau distillée de fleurs de sureau ou d'une légère décoction de fleurs de guimauve, pour faciliter la résolution des petites pustules qu'on aperçoit assez souvent sur la conjonctive. On est quelquefois obligé de mettre sur cet organe de l'onguent de tutie, de la grosseur d'une lentille ; mais, en général, un régime méthodique, suivi pendant un peu de temps, suffit pour guérir cette indisposition.

14

CHAPITRE III.

De l'Ophtalmie connue sous le nom de Chémosis.

Le chémosis est la plus violente et la plus redoutable de toutes les inflammations de l'œil.

Cette ophtalmie est causée par un sang chaud, âcre et ordinairement vicié.

Dans cette affection, l'œil est douloureux et baigné de larmes de couleur jaunâtre ; la fièvre est aigue ; la douleur de tête est accompagnée d'élancemens et d'insomnie ; la conjonctive se boursoufle et s'élève au-dessus de la cornée transparente, qui paraît très-enfoncée ; les paupières s'enflamment, deviennent rouges, et se replient quelquefois en déhors de manière à ne pouvoir plus recouvrir le globe.

Lorsque les symptômes sont parvenus à ce degré d'intensité, il n'y a pas de temps à perdre, il faut couper sur-le-champ, avec des petits ciseaux à la Daviel (G), la partie boursouflée de la conjonctive : cette section donne lieu à une saignée locale, qui fait souvent disparaître l'inflammation. Il ne faut pas négliger aussi les saignées du bras ou du pied et l'application des emplâtres vésicatoires derrière les oreilles, ou à la nuque, ou sur les épaules, pour calmer promptement la douleur et prévenir la suppuration du globe.

On couvre l'œil de compresses imbibées d'une légère décoction de fleurs de guimauve ou de sureau, à laquelle on ajoute quelques gouttes d'eau de Cologne, et on les humecte de deux heures en deux heures.

Le malade doit être mis à la diète la plus rigoureuse pendant toute la durée des accidens. On lui prescrira en outre des lavemens, des purgatifs, des pédiluves ou des demi-bains.

Il est rare que le chémosis ne cède pas à ce traitement, lorsqu'il est suivi avec méthode ; mais si l'on néglige d'arrêter les progrès de l'inflammation par un régime exact et par les remèdes convenables, elle peut occasionner des accidens très-graves, qui se termineront par la perte de la vue ou même par la mort.

C'est ainsi que deux femmes, qui avaient été opérées de la cataracte à Orléans par un oculiste qui passait en cette ville, ont succombé à la suite de cette maladie, dont l'opérateur n'avait pas même daigné s'occuper.

Il y a environ 36 ans, un particulier de la ville d'Angers, se trouvant affecté d'un chémosis après une semblable opération, eut un violent accès de délire qui le porta à se jeter par la fenêtre.

J'ai vu, à l'hôpital de Limoges, une fille qui était atteinte de la même maladie, et qui, ayant refusé de se soumettre à l'opération que je lui avais proposée, perdit la vue et l'œil deux ou trois jours après par une suppuration abondante du globe, qui dura dix jours.

CHAPITRE IV.

De l'Ophtalmie qui survient à la suite de la petite-vérole.

L'OPHTALMIE qui succède à la petite-vérole est quelquefois très-opiniâtre et très-difficile à guérir, sur-tout lorsque le malade a pris trop tôt l'air dans sa convalescence : à cette époque, les pores de la peau, qui se trouvent ouverts dans toutes les régions du corps par l'effet de tant de cicatrices récentes, sont susceptibles d'être crispés par la fraîcheur de l'air, et il en résulte une suppression de la transpiration du reste de l'humeur variolique. Bientôt cette humeur est répercutée sur l'organe de la vue ; elle s'écoule par un œil ou par les deux yeux , et souvent même elle est si âcre et si corrosive qu'elle excorie la peau des paupières et des points lacrymaux , et peut occasionner la fistule lacrymale.

Dans cette circonstance , on doit employer aussitôt les sudorifiques , les purgatifs , les lavemens et les bains de pieds à l'eau de son. On applique sur les yeux l'eau distillée de roses ou de fleurs de sureau , ou une infusion de guimauve à laquelle on ajoute quelques gouttes d'eau de Cologne. L'usage des eaux minérales de Vichy est aussi très-avantageux pour adoucir l'âcreté de cette humeur et dépurer la masse du sang ; mais on doit y joindre le régime de vie le plus régulier.

CHAPITRE V.

De l'Ophtalmie vénérienne.

La vérole confirmée et la gonorrhée virulente sont toujours la cause de cette ophtalmie.

Il s'écoule de l'œil une matière blanche , qui est quelquefois jaunâtre.

On y remédie par les saignées, les lavemens émolliens et les bains ; on fait prendre chaque jour au malade cinq verres d'une infusion de feuilles de scabieuse ; on le purge de temps en temps avec un gros de pilules de Belloste, et on lui fait faire des frictions deux fois la semaine avec un gros d'onguent mercuriel.

Ceux qui sont affectés de cette inflammation sont en danger de perdre la vue s'ils en laissent ignorer la véritable cause : c'est ce qui est arrivé à deux particuliers qui avaient différé trop long-temps de la déclarer.

CHAPITRE VI.

De l'Ophtalmie-Ecchymose.

CETTE ophtalmie est produite par une extravasation de sang entre la tunique albuginée et la conjonctive, à la suite de la rupture de quelques vaisseaux sanguins de l'œil.

Cet accident est rare, et peut cependant avoir lieu naturellement chez les personnes qui sont très-sanguines ; il est souvent aussi déterminé par des causes externes, telles que les coups, les chutes et les piqûres.

L'œil paraît noir dans cette maladie, jusqu'à ce que le sang extravasé soit absorbé à travers les pores de la conjonctive.

La guérison en est toujours très-longue ; mais on peut l'accélérer en appliquant sur l'œil des compresses imbibées d'eau de guimauve ou d'eau de Cologne affaiblie avec de l'eau de rivière tiède, qu'on renouvelle fréquemment ; on doit aussi faire instiller entre les paupières quelques gouttes d'une eau spiritueuse.

Si le malade a reçu un coup violent, il faut le saigner une ou deux fois et lui prescrire des calmans, des lavemens et des bains. J'ai vu un jeune homme perdre entièrement l'usage d'un œil à la suite d'un coup de poing qu'un écolier lui avait donné avec force.

Lorsque la choroïde et l'uvée ont éprouvé une grande altération, le malade souffre davantage, et il en résulte souvent l'occlusion de la pupille ou l'atrophie du globe et presque toujours la perte de la vue.

CHAPITRE VII.

De l'Ophtalmie scrophuleuse.

J'AI obtenu sur deux individus les plus heureux résultats de l'usage du séton dans cette espèce d'ophtalmie.

MM. Deloras et Barthélemy, de Grenoble, âgés de 12 à 14 ans, étaient affectés du vice scrophuleux ; les glandes du col étaient considérablement engorgées et tuméfiées ; ils avaient l'un et l'autre une ophtalmie à un œil depuis l'âge le plus tendre, et l'on avait tenté sans succès toutes sortes de remèdes. Le séton seul, pratiqué à la nuque et entretenu pendant quatre mois, a suffi pour leur procurer une guérison parfaite.

Je ne prétends pas néanmoins que cet exutoire soit, dans tous les cas, un spécifique certain pour la cure du scrophule, et que l'on puisse se dispenser d'employer d'autres remèdes, sur-tout lorsque cette maladie offre des symptômes graves ou qu'elle se trouve compliquée d'un autre vice du sang ; c'est alors au médecin à en diriger le traitement selon l'état du malade et la nature des complications.

CHAPITRE VIII.

De l'Ophtalmie humide. (1)

CETTE ophtalmie est occasionnée par une humeur dépravée qui se porte continuellement et avec abondance sur l'organe de la vue.

J'ai observé, dans le cours de ma pratique, que cette maladie affecte plus particulièrement les enfans que les adultes, à cause de l'humidité naturelle de leur tempérament : elle est quelquefois accompagnée de l'enflure des lèvres et même du nez et des narines, dont l'intérieur se remplit de pustules qui s'étendent ensuite sur le visage.

Elle est toujours très-rebelle lorsqu'on n'emploie pas pour la combattre les moyens les plus efficaces ; souvent même, loin de céder à l'effet des médicamens internes et externes, elle fait des progrès plus rapides, et la plupart des malades perdent totalement

___

(1) Ce chapitre est extrait d'un Mémoire que j'ai fait insérer dans le Journal de médecine au mois de février 1789, et qui a été accueilli favorablement par plusieurs Académies.

la vue, soit par des ulcères, soit par des taies qui se forment sur la cornée.

A la vérité, il n'est pas facile de gouverner les enfans, de leur faire prendre des remèdes et de les assujétir au régime ; mais il est un moyen plus simple et dont j'ai toujours obtenu du succès, c'est de leur pratiquer un séton à la nuque : je puis assurer que les ophtalmies les plus invétérées ne lui résistent pas, comme on le verra par les observations qui termineront ce chapitre.

Les avantages de l'application du séton à la nuque pour la guérison de cette maladie sont reconnus depuis plusieurs siècles ; cependant on néglige aujourd'hui de le mettre en usage, et plusieurs auteurs ont même prétendu qu'il fallait le proscrire entièrement de la pratique. J'en ferai connaître incessamment les motifs.

Le docteur Freind pense que cette opération a été imaginée par les médecins vétérinaires. Il rapporte à ce sujet un passage de Columelle, qui vivait sous l'empire de Claude, dans le premier siècle de l'ère chrétienne, et qui la propose comme un préservatif de la peste et des autres maladies contagieuses pour les vaches. Il ajoute que les bergers la pratiquaient encore de son temps.

Camanusali, médecin à Bagdad, qui existait avant la prise de cette ville par les
Tartares en 1258, parle, en deux endroits
de ses œuvres, des bons effets du séton à
la nuque pour la cure de la cataracte, que
son traducteur a désignée sous le nom de
lunella, c'est-à-dire d'abcès entre la cornée
et l'uvée.

Roland, qui vivait dans le 13.ᵉ siècle,
fait aussi mention du séton ; il l'appelle de
son véritable nom, et indique la manière
de le faire en passant dans la peau un cordon de fil avec une aiguille. Quelque temps
après, Lanfranc a donné encore une description de cette opération.

Le docteur Freind dit qu'Albucasis, médecin arabe, ne passait quelquefois le séton
qu'après avoir appliqué sur la partie un
cautère actuel pour y exciter une suppuration plus abondante, particulièrement
dans la luxation humorale, les maladies de
la rate, etc. (1)

---

(1) Celse, liv. 7, chap. 7, s'exprime ainsi :
« Pour guérir l'ophtalmie humide, il faut lier le
» col du malade de manière à lui faire gonfler
» les veines des tempes, du front et du sommet
» de la tête ; ensuite on les incise, et lorsqu'on
» en a tiré assez de sang, on les cautérise har-
» diment jusqu'à l'os avec un fer rougi au feu,

Avant Roland , on se servait ordinairement d'un cordon composé de crins de cheval , à l'exemple des maréchaux qui

---

» excepté à la région des tempes où l'on doit » prendre garde d'offenser les muscles de la mâ- » choire. »

Paul d'Egine , liv. 6, chap. 5, 6 et 7, propose aussi, pour la cure de la même maladie, d'ouvrir les vaisseaux de la tête jusqu'à l'os, ou de les cautériser avec le fer ardent sans les inciser. Au chapitre 40 du même livre, il prescrit de lier le col du malade et de mettre un doigt dans son gosier pour prévenir la suffocation. Il dit que , par ce moyen, les vaisseaux se gonflent promptement sans que la respiration cesse d'être libre.

Galien , *de Method.*, *lib.* 13, *cap.* 19 , et *de Medic. loc.* , *cap.* 2 , ordonne d'ouvrir les veines de la partie postérieure de la tête , du front et du nez, et d'appliquer des ventouses ou des sangsues sur le sommet de la tête ou derrière les oreilles. Cet auteur, dont le témoignage est confirmé par celui d'Archigène son contemporain, assure que sa méthode est d'une grande efficacité pour guérir les ophtalmies humides et invétérées.

Hippocrate appliquait quelquefois jusqu'à huit cautères actuels à la tête pour arrêter les progrès de cette maladie.

Albucasis, Mésué, Avicenne et d'autres auteurs étaient d'avis, dans cette circonstance, d'appli-

pratiquaient souvent cette opération sur les animaux avec un fer rougi au feu : c'est de là qu'on l'a appelée *séton*, du mot latin *seta*, par lequel on exprime le poil long et rude de certains quadrupèdes ; mais on y a substitué depuis une mèche ou cordon de fil, de coton ou de soie, qu'on introduit dans la plaie avec plus de facilité, et qui cause moins de douleur au malade.

Rhasès, médecin arabe dans le 9.e siècle, rapporte que le séton était communément en usage de son temps ; il indique les maladies pour lesquelles on l'employait, et dit qu'on le pratiquait au dos, au ventre, entre les deux épaules, au col et derrière les oreilles, pour guérir les maux d'yeux.

Bartisch, André de la Croix, Fabrice d'Aquapendente et d'autres auteurs se servaient, pour faire le séton à la nuque, d'un instrument en forme de tenaille, avec lequel ils pinçaient la peau ; ils la traversaient ensuite avec un fer rougi au feu, et passaient le cordon par cette ouverture

---

quer directement le cautère actuel sur le milieu de la fontanelle antérieure.

Si l'on n'avait à proposer aujourd'hui que de semblables moyens de guérison, je crois que les malades se détermineraient facilement à garder le mal aux yeux toute leur vie.

à l'aide d'une aiguille de fer poli ou d'un stilet long et étroit : ils croyaient procurer ainsi une dérivation plus abondante et plus prompte de l'humeur qui s'était portée sur l'organe de la vue.

Fabrice, dans la 2.e partie de son Traité d'Opérations chirurgicales, p. 527, fait ainsi l'éloge de cet exutoire : « J'approuve,
» dit-il, le séton sur toutes choses, comme
» l'ayant porté moi-même et l'ayant trouvé,
» par un long usage et expérience, d'une
» grande efficacité sans faire beaucoup de
» mal : c'est un remède facile à pratiquer;
» je l'ai porté deux fois en ma vie, et j'en
» ai toujours éprouvé beaucoup de soula-
» gement pour mes yeux. »

Dionis, dans son Cours d'Opérations de chirurgie, se déclare l'antagoniste du séton, et prétend qu'il est non-seulement cruel dans son application, mais encore très-embarrassant dans ses suites; il assure qu'on ne le pratiquait plus de son temps en France ni en Italie, et qu'on lui avait substitué la pierre à cautère qu'on appliquait dans la fossette du col. Il ajoute néanmoins que si quelqu'un se trouvait tellement prévenu en faveur du séton qu'il le préférât au cautère, il conseillerait pour lors au chirurgien de ne se servir ni de tenaille ni du fer ardent, mais seulement d'une aiguille large et tranchante, enfilée d'un cordonnet, et de la passer à travers la peau de la nuque, en la pinçant avec les doigts de la main gauche. Garangeot et d'autres auteurs ont partagé son opinion.

Cependant Fabricius Hildanus dit avoir obtenu du séton des guérisons qui peuvent passer pour des miracles. Ambroise Paré, Guillemeau, Maître-Jan et Saint-Yves, le recommandent aussi pour la cure des ophtalmies rebelles.

Au commencement du dernier siècle, plusieurs chirurgiens se servaient, pour tenir la peau, d'une tenette percée à travers laquelle ils passaient le séton au moyen d'une aiguille froide et tranchante en forme de trois-quarts. On a supprimé depuis l'usage de la tenette, mais on a conservé assez généralement celui de l'aiguille, que je regarde comme trop étroite pour faire la plaie et pour introduire la mèche.

Houlier passe pour avoir pratiqué le premier le séton à la nuque avec une aiguille froide, et long-temps après lui, Fabricius a voulu s'attribuer la gloire de cette invention ; mais Severinus soutient, dans sa Critique, que Rhasès employait, pour cette opération, tantôt le fer ardent et tantôt l'aiguille froide. Scultet, dans son Arsenal de chirurgie, p. 160, désapprouve la méthode de Fabricius, et prétend que l'on obtient plus promptement la révulsion de l'humeur de l'introduction du fer rouge que de celle de l'aiguille ou du stilet à froid ; il paraît persuadé d'ailleurs que le premier moyen doit moins épouvanter que le second.

Cette opération est aujourd'hui bien simplifiée, et l'on a proscrit avec raison de sa pratique toutes ces méthodes qui n'étaient propres qu'à effrayer l'homme le plus intrépide. Néanmoins, il est encore des chirurgiens qui répugnent à la mettre en usage, soit parce qu'ils la trouvent un peu cruelle, soit parce qu'ils en ont vu résulter des douleurs aigues, accompagnées quelquefois de fièvre et d'insomnie. Mais ces accidens ne venaient que du peu de précaution qu'on prenait en faisant ou en pansant le séton ; on tirait trop tôt le cordon, et ordinairement dès le lendemain de l'opération, en sorte que, la plaie étant récente et la suppuration ne s'y trouvant pas encore établie, on déterminait une irritation dans toute la partie du col et un gonflement douloureux, qui obligeaient souvent à retirer entièrement le cordon avant la guérison de l'ophtalmie.

Mon

Mon procédé pour pratiquer le séton et pour le panser est plus doux et plus efficace ; je ne doute pas que la description que je vais en donner ne réconcilie les chirurgiens avec cette opération.

Je forme un cordon de la longueur de trois aunes avec environ vingt fils de coton blanc et bien filé ; je le roule en peloton dans un morceau de papier, que je place entre le bonnet du malade et le serre-tête qui le recouvre ; je laisse passer une de ses extrémités, que j'humecte de beurre frais et que j'introduis dans le trou de l'aiguille. (1)

Après avoir rasé la nuque, un aide en pince avec deux doigts la partie supérieure le plus près possible de la tête, j'en fais autant un peu plus bas ; je prends alors l'aiguille à deux tranchans (I), que j'ai inventée depuis 16 ans et dont j'ai soin d'huiler la lame, et je traverse rapidement la peau dans cet intervalle : le malade s'aperçoit à peine du passage de cet instrument. Je fixe ensuite le cordon par le nœud

---

(1) Je préfère le beurre à toute espèce d'onguent suppuratif, parce qu'il est plus propre et plus adoucissant, et qu'il accélère davantage la suppuration.

du chirurgien, et, lorsque le sang est arrêté, je fais panser la plaie avec du beurre étendu sur une feuille de poirée ou de chou. On renouvelle ce pansement matin et soir pendant les trois premiers jours ; on lave la plaie et on la recouvre d'une nouvelle feuille enduite de beurre ; lorsque la suppuration est établie, on tire tous les jours une petite partie du cordon, et l'on continue ainsi jusqu'à la guérison.

J'observerai que si l'on pratique le séton à la partie inférieure de la nuque où la peau se trouve plus mince, il rend moins d'humeur, fait souffrir continuellement le malade pendant tout le traitement, et ne produit pas autant d'effet qu'on le désirerait.

J'ai connu des chirurgiens qui passaient l'aiguille verticalement et d'autres obliquement. Ces deux méthodes sont défectueuses, en ce que, dans ces directions, la suppuration n'a lieu qu'à l'orifice inférieure de la plaie, et que les mouvemens du cordon ne peuvent s'exécuter sans causer de la douleur.

Pour moi, je fais le séton transversalement, au milieu de la nuque et à une certaine profondeur dans la peau, sans toutefois offenser les muscles. La suppuration est bien plus prompte et s'écoule en même temps par les deux ouvertures ; j'ai en outre l'avantage de ne pas craindre le déchirement de la peau, comme il arrive lorsqu'on pratique le séton trop superficiellement, ce qui force de réitérer cette opération ou d'abandonner le malade avant le terme de sa guérison. S'il survient des fongosités, je les coupe avec des ciseaux ou je les consume avec l'alun calciné.

Il est difficile de fixer la durée du temps pendant lequel on doit entretenir le séton pour la cure des ophtalmies humides et invétérées. Je l'ai fait garder à des malades trois ou quatre mois et à d'autres pendant cinq, six et huit mois ; mais j'ai remarqué qu'il indique presque toujours lui-même l'époque où l'on peut le supprimer, c'est lorsqu'il ne suppure plus.

Les bons effets du séton m'ont toujours engagé à le préférer à toute autre espèce d'exutoires. Il procure sans danger la dérivation de l'humeur qui affecte les yeux, et ne laisse jamais de marques désagréables sur la peau. Rien de si commun au contraire que de voir des plaques et des cicatrices après la guérison du vésicatoire et du cautère : ce dernier, d'ailleurs, n'est jamais appliqué au bras des enfans sans qu'il en résulte la faiblesse et l'amaigrissement du membre, et je crois qu'il n'a dû être que très-rarement d'une heureuse influence pour la cure des ophtalmies rebelles, quelle que soit la partie du corps où on l'ait établi.

Je conviens que le vésicatoire appliqué à la nuque, derrière les oreilles ou entre les deux épaules, peut guérir une ophtalmie récente, lorsqu'il est secondé par l'usage d'une tisane dépurative et par le régime ; mais quand la maladie est ancienne et qu'on s'obstine à réitérer l'application de cet emplâtre, les cantharides enflamment le sang et exercent sur la vessie une action directe, qui peut être suivie d'accidens graves et occasionner quelquefois des douleurs violentes dans tout le corps, particulièrement chez les personnes qui ont le genre nerveux très-irritable.

Les errhins ou sternutatoires peuvent être de quelque utilité dans le traitement des ophtalmies humides. On appelle ainsi les substances âcres qu'on introduit dans le nez, et qui ont la propriété d'irriter la membrane pituitaire de manière à procurer l'éternuement et à favoriser l'évacuation du mucus nasal. Le tabac seul ou mêlé avec l'iris, un mélange de poudres de basilic et de bétoine, peuvent non-seulement accélérer la cure de l'ophtalmie, mais encore prévenir cette maladie chez les individus d'un tempérament pituiteux. Wéillicus vante beaucoup la vertu de l'eau de marjolaine inspirée par le nez. Boerhaave ordonne un grain de mercure doux mêlé avec dix grains de sucre candi, le tout divisé en dix prises pour en prendre une tous les matins après s'être mouché. Thomas Bartholin parle aussi des bons effets des errhins ; mais il observe avec raison que ceux dont l'action est trop violente attirent souvent sur l'organe de la vue une plus grande quantité d'humeurs qu'ils n'en évacuent.

Les astringens et les répercussifs ne doivent point être employés isolément dans le traitement de cette maladie ; les premiers, parce qu'ils produisent la contraction et la condensation des solides ; les seconds, parce qu'ils arrêtent ou suspendent le cours de l'humeur et la forcent de rentrer dans la circulation ou de se porter sur d'autres parties du corps. Wesémicus, médecin à Francfort, a remarqué fréquemment que les ophtalmies répercutées occasionnaient la pulmonie. On peut néanmoins faire usage, sans aucun inconvénient, de ces sortes de remèdes pendant l'effet du séton, parce qu'ils n'agissent plus alors que localement et comme toniques sur les fibres relâchées de la partie affectée. C'est ainsi que j'ai toujours employé avec succès , dans ces circonstances , la décoction de sumac , l'infusion de roses de Provins , le vin blanc tiède et un peu sucré , l'eau distillée de fleurs de roses et une légère dissolution de pierre divine, en y ajoutant un peu d'eau de Cologne ou d'eau-de-vie.

Il me reste maintenant à prouver par des observations que le séton à la nuque est le remède le plus efficace pour obtenir sûrement la guérison des ophtalmies les plus rebelles.

Observation Ire

Un enfant de M. Guynand-Goussu , marchand de draps à Orléans , était affligé depuis six ans d'une ophtalmie humide et périodique aux deux yeux, avec écoulement d'humeur et plusieurs taies sur la cornée. Tantôt il recevait les secours de l'art , tantôt on l'abandonnait à la nature. La maladie diminuait ou semblait terminée dans un temps et faisait de nouveaux progrès dans un autre, quoiqu'il eût au bras un cautère qui nuisait même déjà d'une manière sensible au développement de ce membre.

Au mois de novembre 1786, l'humeur

se porta en si grande abondance sur l'organe de la vue, que cet enfant fut sur le le point d'en perdre l'usage. Le chirurgien qui le soignait habituellement ordonna différens remèdes ; mais comme il n'en obtint aucun soulagement , il conseilla de me faire appeler. Je fis raser sur-le-champ la tête du malade et je lui appliquai deux vésicatoires derrière les oreilles ; l'écoulement fut entretenu avec avantage pendant quinze jours ; je le purgeai plusieurs fois ; je lui fis prendre des bains de pieds et une infusion de scorsonère à laquelle j'ajoutai la dissolution d'un quart de grain de sublimé corrosif par pinte ; enfin, le trentième jour , cet enfant paraissait approcher du terme d'une guérison parfaite , lorsqu'un refroidissement subit de l'air renouvela tous les accidens avec la même violence qu'auparavant , et fit craindre aux parens que l'ophtalmie , devenue incurable , ne fût bientôt suivie de la perte totale de la vue. Je les rassurai, et je m'empressai d'établir un séton à la nuque et de supprimer le cautère du bras. Huit ou dix jours après , la suppuration devint très-abondante , et le malade fut guéri en très-peu de temps. Je lui ai fait néanmoins garder le séton pendant huit mois pour assurer le succès de cette cure.

Je pense que cette maladie provenait d'un vice de la lymphe, occasionné par la mauvaise qualité du lait dont cet enfant avait été nourri dans le premier âge. Il jouit aujourd'hui de la meilleure santé; depuis la guérison de cette ophtalmie, il n'a été sujet à aucune espèce de mal aux yeux.

OBSERVATION II.ᵉ

La fille d'un vigneron des environs d'Orléans, âgée de 13 ans, avait aux deux yeux une ophtalmie rebelle, qui lui était survenue, depuis sept ans, à la suite de la petite-vérole; elle était accompagnée de taies et de vaisseaux variqueux à la conjonctive et à la cornée; elle avait en outre un engorgement de deux glandes sous le menton; son nez était enflé, et l'intérieur de ses narines était rempli de pustules qui s'étendaient sur le visage et suppuraient continuellement; elle éprouvait même quelquefois des douleurs de tête si violentes qu'elle en devenait momentanément presque aveugle. On lui avait fait prendre sans succès un grand nombre de remèdes, et ses parens commençaient à désespérer de sa guérison, lorsqu'ils se déterminèrent à me la confier.

Je coupai les vaisseaux de la conjonctive, et je pansai ensuite les yeux avec une décoction légère de roses de Provins, à laquelle j'ajoutai un peu d'eau de Cologne. J'établis le séton à la nuque, et je supprimai en même temps le cautère que cet enfant avait au bras depuis trois ans, et qui avait amaigri et affaibli considérablement ce membre. La malade suivit exactement le régime ; je lui ordonnai la limonade pour boisson ; elle fut guérie en six semaines. Je lui ai fait continuer le séton pendant deux mois, et j'ai réussi à la préserver de toute rechute.

OBSERVATION III.e

Dans un séjour que je fis à Dijon, M. Adromard, conseiller au parlement de cette ville, me pria de venir voir sa fille, âgée de dix ans, qui avait perdu l'usage d'un œil depuis quelques jours, à la suite d'une ophtalmie humide et invétérée, accompagnée de douleurs de tête très-violentes. Je lui pratiquai le séton à la nuque, et elle recouvra la vue de cet œil douze jours après. Elle a continué de le porter pendant trois mois.

OBSERVATION IV.e

M. Le Roux, chirurgien en chef de l'hôpital de la même ville, me fit voir, dans

15*

cet hospice, un homme qui avait un œil affecté d'une ophtalmie rebelle, avec irritation et gonflement des deux paupières. J'ai guéri ce malade en peu de temps par l'application du séton.

OBSERVATION V.e

Un jeune homme des environs de Dijon, âgé de 15 ans, avait perdu la vue d'un œil à la suite de la petite-vérole, et ne pouvait plus se servir de l'autre qu'une ophtalmie chronique menaçait du même sort : la pupille était très-rétrécie ; deux petits ulcères s'étaient formés sur la cornée, et ce malade avait déjà été abandonné par plusieurs chirurgiens. Je lui ai appliqué le séton et je lui ai prescrit le régime convenable ; on bassinait son œil avec du vin blanc un peu sucré et on le recouvrait d'une compresse. Le douzième jour, il commença à distinguer quelques objets, et le trentième, il fut parfaitement guéri. Le séton fut supprimé quarante jours après, parce qu'il cessa de suppurer.

Je pourrais citer un plus grand nombre de malades qui ont été guéris d'ophtalmies et de fluxions invétérées par l'usage du séton ; mais j'ai cru devoir ne parler ici que de ceux dont la maladie offrait le moins d'espoir de guérison , soit par sa cause , soit par son ancienneté ou ses complications ; on remarquera cependant que je recommande toujours d'entretenir long-temps le séton pour prévenir le retour des accidens.

CHAPITRE IX.

Des Ophtalmies dont le traitement doit se terminer par l'application immédiate de l'eau des plantes résolutives et aromatiques , pour en accélérer la cure.

Un oculiste de Paris a fait insérer , il y a quelques années , un article intéressant dans les papiers publics , pour prouver la nécessité de faire usage de l'infusion des plantes toniques et aromatiques à la fin du traitement des ophtalmies de quelques individus.

On voit en effet des enfans et des vieillards dont la fibre est naturellement si molle et si relâchée , qu'on est obligé de recourir à des moyens énergiques pour en rétablir le ressort. Il est même indispensable d'unir les spiritueux aux résolutifs lorsque l'ophtalmie est ancienne et invétérée.

Maître-Jan s'exprime ainsi , p. 328 et sui-

vante de son ouvrage, sur l'utilité de ces
remèdes en pareille circonstance :

« Sur la fin de l'ophtalmie, on ne tra-
» vaille plus qu'à résoudre l'humeur qui
» peut être restée sur l'œil ou aux envi-
» rons, et à le fortifier. Pour cela on se
» sert du collyre fait avec les eaux distil-
» lées de fenouil et d'euphraise, dans les-
» quelles on mêle un peu d'esprit de vin,
» ou de celui fait avec les semences d'anis
» et de fenouil, infusées dans le vin et dis-
» tillées de la manière que je l'ai dit au
» chapitre 15 de la première partie ; ou bien
» on se sert des eaux distillées de rue,
» d'absinthe, d'hysope, de mélisse ou au-
» tres de cette nature, seules ou mêlées
» ensemble et animées avec un peu d'esprit
» de vin. On peut aussi se servir de la
» décoction de ces mêmes plantes, qui fait
» le même effet.

» Il y a des ophtalmies invétérées et si
» opiniâtres qu'elles résistent à tous les re-
» mèdes ordinaires, ou si elles guérissent,
» elles récidivent peu de temps après. Com-
» me elles sont, pour l'ordinaire, causées par
» une fluxion habituelle d'humeurs séreuses
» et pituiteuses, aigries par le défaut d'une
» bonne fermentation, comme il arrive sou-
» vent chez les enfans et les vieillards et

» dans ceux qui sont sujets aux tumeurs
» scrophuleuses et autres tumeurs froides,
» ou par des levains chancreux, scorbu-
» tiques, véroliques ou autres insignes in-
» tempéries du sang, on doit, pour les
» guérir, détruire auparavant, autant qu'on
» le peut, toutes ces causes mauvaises,
» tant par les remèdes généraux qui leur
» conviennent, que par les remèdes spé-
» cifiques à ces sortes de maladies. »

Maître-Jan, quoique toujours un peu prolixe, est, suivant moi, de tous les oculistes, celui qui a le mieux classé les maladies
de l'œil. Son excellent ouvrage est, en ce
genre, le traité le plus complet qui ait paru
jusqu'à ce jour ; il s'y écarte rarement de
la vérité des faits, et son génie le fait suppléer habilement au défaut de l'observation.
Je rends un hommage reconnaissant au zèle
infatigable de cet auteur pour la perfection
de l'art et l'instruction de ceux qui l'exercent.

CHAPITRE X.

De la saillie de l'œil hors de l'orbite.

LES Grecs appelaient *protopsis*, ou chute,
toutes les espèces de tumeurs qui sont for-

mées par le déplacement de l'œil ou par la distension de ses membranes ; mais cette expression générique ne donnait qu'une idée très-obscure de ces différentes maladies, qui ont reçu depuis des noms particuliers.

La saillie totale de l'œil au-delà de la cavité orbitaire est occasionnée par le relâchement simultané ou séparé des muscles, des membranes et du nerf optique.

Les personnes d'un tempérament pituiteux ou cacochyme et qui ont les yeux continuellement baignés de sérosités, sont les plus sujettes à cette maladie : elle peut cependant aussi avoir lieu après un coup violent qui aura été porté sur l'œil.

M. Verduc rapporte, dans sa Pathologie, qu'un jeune peintre avait un œil qui descendait de temps en temps jusqu'au milieu de la joue, et qui rentrait dans son orbite plus de six fois en moins d'une heure.

On peut remédier à cette incommodité par l'application des vésicatoires ou du séton à la nuque, par l'usage des purgatifs et des eaux minérales, et par les lotions astringentes et spiritueuses.

Plusieurs auteurs, qui se sont copiés successivement, ont confondu cette maladie avec d'autres ; ce n'est pas la seule erreur qu'on ait à leur reprocher.

CHAPITRE XI.

De la prominence accidentelle de l'œil, appelée par les anciens Exophtalmie.

La partie interne et profonde du globe de l'œil peut être le siége d'une inflammation qui se termine par une suppuration lente. Il s'y forme alors insensiblement une congestion d'humeur âcre et visqueuse, qui distend les membranes, chasse l'œil hors de son orbite, et ne permet plus aux paupières de le recouvrir.

Cette maladie est ordinairement accompagnée d'élancemens très-douloureux, de céphalalgie, de fièvre et d'insomnie.

On a conseillé, dans cette circonstance, l'application des calmans et des émolliens et le régime délayant, pour diminuer l'acrimonie de l'humeur et modérer la violence des symptômes nerveux ; mais si l'on ne réussit pas à procurer l'absorption du pus ou son évacuation, il faut lui donner issue en plongeant une lancette dans l'œil, au-dessous de l'iris et de la prunelle, jusqu'au foyer de l'abcès : ce moyen a été tenté avec succès par plusieurs oculistes, qui en ont obtenu une guérison plus prompte.

On facilite l'écoulement de l'humeur en couvrant l'œil de compresses imbibées d'eau de guimauve ; on peut même injecter de cette eau dans la plaie pour prévenir l'affaissement du globe. S'il survient un staphylôme à la cornée, on le traitera d'après la méthode que j'indiquerai dans le chapitre suivant.

On doit bien penser qu'une maladie aussi grave est toujours suivie de la perte de la vue ; cependant, si le malade est bien soigné, il pourra ne se pas trouver dans la nécessité, pour conserver la régularité de sa figure, de recourir à l'application d'un œil artificiel, dont l'usage d'ailleurs a quelque inconvénient ; car si le verre n'est pas bien placé, ou s'il est trop grand et mal conformé, il occasionne un écoulement de larmes presque continuel.

L'exophtalmie peut avoir aussi pour cause la surabondance de l'humeur vitrée et de l'humeur aqueuse, le développement de tumeurs osseuses dans l'orbite, ou l'excès de volume des pelotons de graisse qui occupent les interstices des muscles de l'œil : comme l'effet et les symptômes ne diffèrent pas alors de ceux de l'exophtalmie humorale, on suivra le même régime et le même traitement.

CHAPITRE

CHAPITRE XII.

Des Staphylômes. (1)

On appelle *staphylôme* toute espèce de tumeurs qui se forment sur la cornée. On donne encore différens noms à cette maladie, d'après la ressemblance que la tumeur paraît avoir avec certains objets; c'est ainsi qu'on la nomme *grain de raisin, tête de mouche, clou, pommette,* suivant sa nature, sa configuration, sa couleur ou son volume.

On reconnaît aujourd'hui quatre espèces de staphylômes : les deux premières sont produites par la distension des fibres de la cornée transparente et de la sclérotique; les deux autres, par l'issue de la tunique de l'humeur aqueuse et de l'iris à travers la division accidentelle de la cornée transparente.

Les causes du staphylôme peuvent être internes ou externes; tels sont les abcès,

(1) Ce chapitre est extrait d'un Mémoire sur le même sujet, que j'ai adressé à plusieurs Académies, et qui a été imprimé dans le Journal de médecine du mois de décembre 1789.

16

les ulcères et toutes les blessures qui sont faites à la cornée par des instrumens tranchans, piquans ou contondans.

La première espèce de staphylôme, c'est-à-dire celui qui est formé par la distension des fibres de la cornée transparente, survient ordinairement à la suite de la petite-vérole. Le virus variolique se porte avec abondance, chez quelques individus, sur l'organe de la vue, se fixe entre l'uvée et la cornée ou entre les lames de cette dernière, en diminue l'épaisseur par son séjour et son acrimonie, et la réduit bientôt à un état complet d'inertie et d'opacité; alors les corps transparens du globe, suivant toujours la règle immuable que la nature leur a imposée, continuent d'exercer leur action organique sur la portion altérée de cette membrane, la dilatent insensiblement, et la forcent à une extension qui offre la figure d'un grain de raisin. Cette tumeur rend l'œil difforme et cause toujours la perte de la vue.

En 1782, un laboureur des environs de Limoges amena en cette ville trois de ses enfans qui étaient devenus tout-à-fait aveugles après la petite-vérole, et me les fit examiner en présence de M. Fougères, médecin. L'aîné de ces enfans, âgé de 10 ans, avait perdu la vue par des staphylômes à grain de raisin, qui avaient pris un développement considérable sur chaque œil ; et les deux autres, par des taies qui couvraient cet organe et l'avaient atrophié.

Un autre paysan du même canton me fit voir aussi deux de ses enfans qui avaient eu un staphylôme sur chaque œil à la suite de la même maladie, et se trouvaient pareillement dans un état de cécité complète.

J'ai connu plusieurs personnes dont les unes avaient sur les deux yeux, d'autres sur un seul œil, un petit staphylôme qui se terminait en pointe et qui occupait le centre de la cornée. Cette tumeur gênait beaucoup la vue, quoiqu'elle fût aussi transparente que le reste de la membrane : elle leur était venue naturellement. J'ai remarqué que cette espèce de staphylôme n'augmente ni ne diminue, et je conseille de n'y appliquer aucun remède. J'ai ordonné cependant une fois à une religieuse qui était dans ce cas, d'approcher de temps en temps de ses yeux un flacon d'alkali volatil fluor, pour en recevoir la vapeur ; elle en a éprouvé du soulagement, et sa vue lui paraissait moins trouble toutes les fois qu'elle en faisait usage.

Voici le traitement que j'ai toujours suivi

avec succès à l'égard des enfans qui ont la petite-vérole, pour leur conserver au moins une partie de la vue:

Lorsque le malade ressent un picotement à l'œil, c'est un signe certain de la présence d'une pustule. Je fais alors instiller de temps en temps sur le globe de l'eau distillée de fleurs de sureau, et même quelquefois je couvre cet organe de compresses imbibées de la même eau si la douleur est plus sensible. (1) Je prescris pour boisson la tisane de scorsonère, à laquelle on ajoute un peu de sucre ou de sirop de capillaire. Si la douleur et la rougeur augmentent, je fais appliquer sans délai un emplâtre vésicatoire entre les deux épaules, et je recommande d'humecter souvent les compresses de l'œil avec l'eau de sureau. On ne doit donner au malade que des alimens légers, tels que des œufs frais et des crêmes d'orge ou de riz; car l'usage de ceux qui sont solides ou d'un mauvais suc est très-contraire à la délicatesse de la vue. Ce traitement et ce régime étant bien obser-

---

(1) Il faut bien se garder de se servir de collyres froids, parce qu'ils arrêteraient la transpiration du virus variolique, et pourraient occasionner la perte de la vue.

vés peuvent prévenir les plus grands accidens.

Si l'on n'a pas pris à temps toutes les
précautions nécessaires, la douleur et l'inflammation font des progrès rapides, la
fièvre redouble et le gonflement de l'œil
devient plus considérable : ces symptômes
annoncent la formation prochaine de l'abcès. Il n'y a pas un moment à perdre si
l'on veut conserver la vue au malade ; il
faut lui appliquer sur-le-champ quatre ou
cinq sangsues à la tempe ou auprès des
paupières, les vésicatoires entre les deux
épaules ou à la nuque, et le tenir à
une diète sévère jusqu'à ce que les accidens soient calmés. On met sur son œil
des compresses imbibées d'eau de sureau,
qu'on renouvelle deux fois par jour et qu'on
humecte de deux heures en deux heures.
On lui prescrit aussi l'usage fréquent des
lavemens et des bains de pieds à l'eau de
son.

Si l'état du malade ne s'améliore pas en
vingt-cinq ou trente heures, on peut être
assuré que l'abcès est formé. Il n'y a plus
alors d'autre ressource que d'appliquer sur
l'œil un cataplasme émollient, fait avec la
mie de pain et le lait ou l'eau de sureau,
pour accélérer la maturité du pus et son

évacuation naturelle. (1) Si néanmoins, après la cessation des accidens, l'abcès ne perce pas les lames de la cornée, il faut couvrir l'œil de compresses imbibées de la décoction de fleurs de guimauve, pour déterminer l'absorption de la matière purulente. J'avoue que ce moyen de guérison est un peu long, mais il est souvent efficace et seul capable de prévenir l'affaissement du globe par une suppuration abondante, ou le développement de ces énormes staphylômes dont l'aspect est si désagréable. Je le préfère à tous ceux qui ont été indiqués jusqu'ici par les maîtres de l'art, surtout à l'opération que quelques-uns ont pratiquée dans cette circonstance, et que je me suis toujours interdite d'après le peu de succès que j'en ai vu résulter.

Lorsque le staphylôme est à grain de raisin, on peut remédier à la difformité en enlevant la portion éminente de la tumeur. Pour faire cette opération, je prends une aiguille garnie d'un fil ; je la passe dans le staphylôme, et, réunissant les deux extrémités du fil, je fais un nœud sur la tumeur ;

---

(1) J'observerai que le cataplasme ne doit jamais être trop chaud ni renfermé entre deux linges : son application immédiate produit un effet bien plus prompt.

je la traverse ensuite avec un bistouri à cataracte et je la coupe en deux temps comme un petit bouton, c'est-à-dire qu'après avoir incisé la partie inférieure de sa base, je retourne l'instrument pour en diviser la partie supérieure. Je panse l'œil avec une décoction légère de plantain ou une infusion théiforme animée d'un peu d'eau de Cologne, et je le couvre d'une double compresse imbibée de la même eau et assujétie par un bandeau. Deux heures après l'opération, je fais saigner le malade : si c'est un enfant, je recommande de ne lui donner pendant deux jours que des alimens légers et en petite quantité; si c'est un adulte, je le tiens pendant vingt-quatre heures au bouillon et à la tisane, et je lui permets ensuite l'usage de quelques alimens solides. A l'aide de ce régime, la plaie se réunit peu-à-peu sans accidens et se trouve parfaitement cicatrisée le quinzième ou le dix-huitième jour. Quelque temps après, on peut placer, si l'on veut, un œil artificiel, qui jouira du même mouvement que l'œil naturel ; les gens de la campagne, qui n'ont pas le moyen d'acheter de ces verres, ou qui ne se soucient pas d'en porter, paraîtront toujours moins difformes lorsqu'ils auront été opérés.

J'ai fait souvent avec succès l'opération que je viens d'indiquer ; elle est préférable à la méthode de diviser le staphylôme pour l'évacuer, parce que la tumeur se remplit de nouveau lorsque la plaie est cicatrisée. Je parlerai dans un moment des accidens graves qui résultent de sa division partielle dans la sclérotique.

M. Pellier prétend que la cornée transparente s'est régénérée chez un jeune homme de dix-huit ans, qu'il avait opéré d'un staphylôme formé par la distension de cette membrane : l'œil était aussi affecté d'hydrophtalmie. Cet auteur n'a pas réfléchi que toute partie solide une fois détruite ne se régénère jamais, et que les lèvres de la plaie se sont parfaitement réunies après l'évacuation de l'humeur qui s'était accumulée dans le globe.

En 1788, je fus mandé à Fanjeaux, en Languedoc, pour y opérer plusieurs personnes affligées de la cataracte. Un jeune homme des environs de Carcassonne vint me consulter pour des staphylômes qui lui étaient survenus à chaque œil à la suite de la petite-vérole. L'une et l'autre de ces tumeurs occupaient la partie inférieure de la cornée transparente, et étaient accompagnées de vaisseaux variqueux ; le centre en était très-épais et très-dur. Le malade étant décidé à supporter l'opération, je coupai d'abord les vaisseaux variqueux dans toute leur étendue sur la conjonctive ; ensuite je diminuai un peu la surface externe de chaque tumeur. Deux mois après, ce malade m'écrivit qu'il voyait beaucoup mieux parce que le volume de ses tumeurs était moins considérable, et que chaque prunelle était même à moitié découverte. J'ai attribué le succès de cette opération à la précaution que j'avais prise d'amincir la surface externe des staphylômes et de couper les vaisseaux variqueux, qui contribuaient sans doute à leur développement par l'excès de nourriture qu'ils apportaient dans ces parties.

Au mois d'août 1811, j'ai reçu et traité, dans ma Maison de santé, M. Pavis, propriétaire à Orléans, qui était affligé, depuis un grand nombre d'années, d'un staphylôme à grain de raisin à l'œil gauche, et qui en souffrait beaucoup. Il avait appliqué sans succès toutes sortes de remèdes sur cette tumeur ; il s'était même rendu à Paris où il avait consulté d'habiles oculistes, mais la plupart lui avaient déclaré que sa maladie était incurable. Enfin, de retour à Orléans, il éprouva des douleurs

16*

si violentes à l'œil et à la tête, qu'il se détermina à me donner sa confiance. Je lui ai fait l'opération d'après le procédé que j'ai précédemment décrit, si ce n'est qu'au lieu de couper le staphylôme à sa base, je n'ai emporté de son sommet que la largeur d'une lentille. Cette opération a été faite en cinq secondes, et le malade l'a supportée avec courage. Il a été pansé avec l'eau de Cologne affaiblie par de l'eau commune, et je lui ai fait prendre des bains pendant trois jours. Le quinzième jour, il s'est trouvé en état d'aller faire ses vendanges à sa campagne. Le volume du globe est un peu diminué, mais il n'est ni rouge ni difforme, et cet individu peut très-bien se passer d'un œil artificiel. Depuis un an qu'il a été opéré, il n'a ressenti aucune douleur à la tête ni à l'œil.

M. Will, médecin des hôpitaux de Fontainebleau, a fait insérer dans le Journal de médecine, année 1789, l'éloge d'une semblable opération que j'ai faite en sa présence à une demoiselle de cette commune. J'en ai fait beaucoup d'autres avec le même succès.

La seconde espèce de staphylôme est celui qui est produit par la distension de la cornée opaque ou sclérotique. On le voit rarement

paraître seul ; il est presque toujours accompagné de l'élévation de la cornée transparente ; cependant j'ai observé que ces deux
tumeurs avaient quelquefois lieu ensemble
ou séparément, et qu'elles avaient l'une et
l'autre une couleur violette ou de bleu de
ciel.

Les causes de ce staphylôme sont les
mêmes que celles du précédent. Un abcès
ou un ulcère peuvent diminuer l'épaisseur
de la membrane, et alors l'action des corps
transparens du globe occasionne l'élévation
de cette partie altérée ; un coup violent ou
une blessure peuvent aussi la rompre. A
la vérité, cet accident est rare parce que
la sclérotique est d'un tissu dur et com-
pacte ; néanmoins Saint-Yves parle d'un
staphylôme qui fut la suite de la division
de cette tunique. « J'ai vu, dit-il, à l'oc-
» casion d'un coup reçu à l'œil, à la partie
» supérieure du globe, à une ligne de la
» cornée transparente, arriver un staphy-
» lôme à la conjonctive. La violence du
» coup avait fendu la cornée opaque, sans
» endommager la conjonctive ; et l'humeur
» aqueuse, s'échappant par cette fente, sou-
» levait la conjonctive en manière de sta-
» phylôme. Je l'ai guéri par un bandage
» compressif appliqué (l'œil étant fermé)

» sur l'endroit de la paupière qui répon-
» dait à la tumeur; ce qui fit repasser
» l'humeur aqueuse dans la cavité du globe,
» et donna lieu aux membranes de se re-
» joindre. »

Mais comment croira-t-on que cet oculiste ait pu faire rentrer dans le globe, par la pression qu'il a exercée, l'humeur aqueuse dont l'issue formait le staphylôme ? Ne sait-on pas que cette humeur se régénère aussitôt après son évacuation, comme il arrive si souvent après l'extraction de la cataracte ? D'ailleurs, si la fente avait lieu, comme le dit Saint-Yves, dans la cornée opaque, pourquoi le staphylôme aurait-il été formé par l'humeur aqueuse plutôt que par l'humeur vitrée, puisque cette dernière s'écoule au-déhors par la plus petite ouverture de la sclérotique ? Je pense donc que cet auteur s'est trompé, et qu'il a pris l'une pour l'autre; ce qui me fait même douter que ce fût réellement un staphylôme, c'est la manière dont cette tumeur a été guérie.

Un gentilhomme limousin vint me consulter sur une tumeur de la grosseur d'une noisette, qui soulevait la conjonctive et occupait le petit angle de l'œil droit. Je la pris d'abord pour le staphylôme de Saint-

Yves; mais lorsque le malade m'eut instruit qu'elle lui était venue à la suite d'une
ophtalmie, je changeai d'opinion. Je fis la
ponction à cette tumeur, et il en sortit une
matière ichoreuse qui ressemblait à du suif
fondu. Ce malade fut guéri peu de jours
après.

Quelques auteurs ont pensé que le staphylôme de la choroïde pouvait être la suite
d'une division de la sclérotique. Pour moi,
je ne connais pas cette maladie et je la crois
très-rare, pour ne pas dire impossible. J'ai
traité plusieurs personnes qui avaient une
division de cette membrane, entre autres
le fils du juge de Villemur, en Languedoc, qui s'était donné lui-même, en jouant,
un coup de couteau dans l'œil droit, du
côté du petit angle; la pointe de l'instrument avait pénétré au moins de trois à
quatre lignes; cependant il guérit parfaitement sans qu'il parût à la conjonctive de
tumeur formée par la choroïde : sa vue n'en
fut même presque point affectée. D'ailleurs,
cette tunique, qui tapisse une grande partie du globe, peut d'autant moins passer
à travers la division de la cornée opaque,
que les bords de la plaie se rapprochent
aussitôt pour se réunir. Les observations suivantes ajouteront sans doute à l'idée qu'on

doit avoir de l'impossibilité de cette espèce
de staphylôme :

Le maître de l'hôtel de l'Ours de la ville
d'Angers était monté sur une chaise pour
détacher de la viande suspendue à un crochet ; la chaise glissa, et un de ses yeux,
qui étaient très-saillans, rencontra l'une des
pointes aigues du crochet, qui déchira la
sclérotique au moins de quatre à cinq lignes ;
la choroïde ne forma point de tumeur et
la plaie se cicatrisa promptement ; mais il
perdit la vue de cet œil par l'oblitération
de la prunelle.

Un garçon-meunier des environs de Caen
s'amusait à rire et à plaisanter avec une
cuisinière. Ce jeune homme, étant ensuite
sorti dans la cour, appliqua son œil droit
sur le trou de la serrure qui était assez
large, et continua de tenir à cette fille
des propos galans ; elle imagina alors de
passer la pointe d'une broche par cette
ouverture et lui perça l'œil. Le lendemain
de cet accident, son maître me l'envoya
pour le traiter. La conjonctive et la sclérotique étaient boursouflées et formaient une
tumeur qui faisait une saillie considérable
au-delà du globe. Les saignées réitérées,
les lotions adoucissantes et la diète cal-
mèrent en peu de jours la fièvre et la dou-

leur ; mais le boursouflement restait toujours à-peu-près le même, et faisait craindre que ce jeune homme ne pût être de long-temps en état de travailler. Je me déterminai à faire des scarifications sur la tumeur ; j'en enlevai même quelques portions à sa circonférence. Il s'en écoula un sang noir et épais, et elle diminua sensiblement de volume dans les vingt-quatre heures. Des cataplasmes émolliens et résolutifs la firent bientôt disparaître entièrement : la cure fut terminée par l'application de compresses imbibées d'eau végéto-minérale tiède, animée de quelques gouttes d'eau de Cologne.

M. Simon, chirurgien à Caen, a jugé comme moi que si la partie la plus épaisse de la broche n'avait pas empêché la pointe de se porter plus avant, le cerveau aurait été lésé et ce jeune homme aurait péri. C'est ainsi qu'il y a 18 ans un soldat fut tué à Orléans d'un coup de bayonnette qu'un de ses camarades lui donna dans l'œil et dont la pointe traversa le fond de la cavité orbitaire. On sait qu'Henri II, roi de France, ayant voulu jouter dans un tournois contre le comte de Montgommery, ce seigneur, après avoir rompu sa lance sur le plastron du roi, l'atteignit dans l'œil droit avec le tronçon qui lui restait à la main : il se forma bientôt un abcès dans la tête de ce prince, qui mourut le onzième jour de sa blessure.

Aucun auteur n'a parlé jusqu'à présent de l'efficacité des médicamens pour la cure du staphylôme de la sclérotique, si ce n'est M. Janin, qui a prétendu avoir guéri de cette maladie un garçon-tailleur par l'application de l'huile glaciale d'antimoine. Mais, indépendamment de la douleur et de l'inflammation qu'un caustique aussi violent a dû causer dans tout l'organe, il est impossible de croire que son action sur la conjonctive et sur l'albuginée n'ait pas altéré gravement ces deux tuniques. J'oserai donc soutenir à cet auteur qu'un pareil remède, loin de guérir le staphylôme, n'est propre qu'à l'augmenter en stimulant l'action organique des corps transparens. J'imagine au surplus que M. Janin s'est trompé sur la nature de cette tumeur, et qu'il a pris un boursouflement de la conjonctive pour un staphylôme de la sclérotique. S'il a guéri le malade, c'est sans doute par l'effet des autres remèdes qu'il a employés, et il s'est trouvé très-heureux de n'avoir pas été contrarié par l'usage du caustique.

Le meilleur conseil que je puisse donner, c'est de ne rien faire à cette espèce de staphylôme,

staphylôme , sans avoir égard si la vue est tout-à-fait perdue ou s'il reste encore quelque espoir de la conserver. Néanmoins, si la tumeur est douloureuse et d'un volume considérable , on emploiera les adoucissans et les calmans ; si les accidens persistent et menacent d'affecter l'autre œil, on pourra en arrêter le progrès en coupant seulement la cornée transparente à une ligne de la sclérotique , et en tirant l'iris avec une petite pince.

Quelquefois les humeurs de l'œil se trouvent confondues et s'évacuent aussitôt après l'opération , mais elles se régénèrent insensiblement ; la sclérotique , qui forme le staphylôme , se retire sur elle-même ; la tumeur disparaît entièrement , et le globe reprend sa forme sphérique et le volume convenable pour l'application d'un œil artificiel. Le procédé opératoire et le traitement sont les mêmes que ceux qui ont été indiqués pour la cure du staphylôme de la cornée transparente.

Cette opération est peu douloureuse et n'est jamais suivie d'accidens fâcheux lorsque le malade observe exactement le régime. Trois personnes que j'ai opérées avec succès de cette espèce de staphylôme , ont éprouvé les avantages de cette méthode.

Il n'en est pas de même lorsqu'on divise une partie de la sclérotique, comme Saint-Yves et d'autres auteurs le recommandent ; il en résulte toujours les accidens les plus funestes.

Mademoiselle Vancaux, d'Orléans, et la fille d'un conducteur de diligences de Dijon, avaient l'une et l'autre un staphylôme volumineux, que je coupai dans la sclérotique, à une demi-ligne de la cornée transparente. L'opération fut très-sensible. Vingt-quatre ou trente heures après, il survint de la fièvre, de l'insomnie, et des douleurs aigues à l'œil et dans l'intérieur de la tête, qui continuèrent avec violence pendant trois ou quatre jours. Une hémorragie assez considérable se renouvela trois fois en deux jours ; un gonflement œdémateux s'empara des paupières, et le globe s'affaissa par une grande suppuration. La guérison de ces deux malades ne fut terminée que le quarantième jour.

Le résultat malheureux de ces deux opérations m'a fait faire les réflexions suivantes :

1.º La sclérotique et l'albuginée sont douées d'une grande sensibilité (1). La

____

(1) La sensibilité de la sclérotique varie suivant l'âge et la constitution des individus. Dans

première est une expansion de la dure-mère ; la seconde est formée par la réunion des tendons des quatre muscles droits et de celui du grand oblique. La division de ces deux membranes ne peut avoir lieu sans causer de l'irritation, de la douleur et de l'inflammation à l'œil, aux parties qui l'environnent et même dans l'intérieur de la tête, et les moyens qu'on est obligé d'employer pour y remédier déterminent souvent la suppuration du reste du globe.

2.° Il survient toujours une hémorragie après cette division, parce qu'on ouvre une partie des vaisseaux de la conjonctive, ceux qui rampent sur la sclérotique et d'autres qui vont à l'iris : ces vaisseaux viennent de grosses branches qui traversent la cornée opaque.

Ainsi, cette opération est non-seulement douloureuse, mais encore très-dangereuse.

---

l'opération de la cataracte par abaissement, la division de cette membrane occasionne ordinairement aux adultes, pendant deux ou trois jours, des douleurs violentes à l'œil opéré et dans l'intérieur de la tête, tandis que les personnes âgées de 70 à 75 ans, celles qui ont un tempérament cacochyme et les jeunes sujets éprouvent rarement cet accident, ce que j'attribue au relâchement et à l'atonie de leur fibre nerveuse.

Je l'avais déjà pratiquée sur deux autres personnes, et les accidens graves qui en avaient été la suite m'auraient empêché de la réitérer, si je n'avais cru devoir les attribuer à d'autres causes qu'à l'opération.

La troisième espèce de staphylôme est formée par l'issue ou la chute de la tunique de l'humeur aqueuse à travers une division de la cornée transparente, causée par un ulcère qui aura succédé à une inflammation ou par l'action de quelque instrument.

Les anciens ignoraient l'existence de cette tunique, qui occupe la partie concave de la cornée transparente; c'est à M. Demours, médecin-oculiste, et à M. Descemet, médecin de la faculté de Paris, que l'on doit principalement sa découverte.

Je n'ai point encore rencontré cette espèce de staphylôme à la suite d'un abcès ou d'un ulcère; mais je parlerai dans un moment de celui que j'ai vu survenir après une opération de la cataracte par extraction.

M. Janin rapporte une observation sur un déplacement de cette tunique, occasionné par une ophtalmie et par un ulcère à la cornée. Entre autres remèdes, cet oculiste employa l'huile glaciale d'antimoine, dont une seule application suffit pour la réduire. « Il n'y a, dit-il, que le point de la ci-

» catrice de cette tunique qui resta opaque ;
» mais elle ne met point obstacle à la per-
» ception des objets même minutieux , parce
» que la cicatrice se trouve placée un peu
» plus bas que la prunelle. » Je répondrai
toujours , avec une juste raison , à M. Janin ,
que ce caustique est dangereux , en ce qu'il
peut s'étendre sur cette tunique et détruire
entièrement sa transparence.

M. Pellier parle d'un vigneron qui eut
un ulcère à l'œil , et chez lequel ce staphylôme se manifesta peu de temps après.
L'œil était rouge et douloureux ; il ouvrit
la tumeur. « J'appliquai , dit-il , le len-
» demain , à l'endroit du staphylôme , de
» la grosseur d'un bon grain d'orge d'une
» pommade faite avec le beurre frais , la
» tutie et un peu de précipité rouge , qui
» ne fut pas continuée huit jours qu'il ne
» parut plus rien à son œil , et la vue en
» fut entièrement rétablie. »

Quoique cette guérison ait été bien prompte , je n'approuve cependant pas cette pommade , relativement au précipité rouge qui
aurait pu s'introduire par l'ouverture de
la plaie , atteindre l'iris et l'enflammer ,
ou affecter quelqu'autre tunique , par exemple la capsule cristalline. D'ailleurs , l'état
inflammatoire de l'œil indiquait plutôt l'ap-

plication d'un collyre un peu astringent et résolutif, qui l'aurait guéri de même, et avec moins de danger.

Enfin, pourquoi brûler ou cautériser cette tunique qui sert à la perfection de la vue, avant d'avoir tenté l'usage des médicamens internes ou externes? Comment entraînera-t-on les molécules grossières ou malignes qui s'arrêtent dans l'œil, si l'on néglige d'employer les remèdes préparatoires? Il faut convenir que les personnes de l'art, qui ne pensent qu'à couper, à cautériser ou à inciser, sont de véritables fléaux pour les malades, en ce qu'ils leur font souvent plus de mal que de bien. Pour moi, si je rencontre le staphylôme de la tunique de l'humeur aqueuse à la suite d'un abcès ou d'un ulcère, je me propose de le traiter d'abord par les adoucissans et ensuite par les astringens.

Je passe maintenant à celui que j'ai cru formé par l'issue de cette tunique.

Je fus mandé par madame de Lentillac, religieuse de l'abbaye royale de la Règle à Limoges, pour l'opérer de la cataracte aux deux yeux. Elle était d'un tempérament cacochyme. L'œil gauche fut opéré le premier ; mais, tandis que je pressais le globe, un mouvement involontaire de la part de cette dame fit sortir aussitôt

la cataracte et en même temps une portion de l'humeur vitrée. La même opération fut faite immédiatement après à l'œil
droit sans aucun accident : la malade distingua sur-le-champ les objets. Le lendemain, je trouvai cette dame un peu agitée ;
son visage était rouge, son pouls élevé, et
elle souffrait de l'œil droit. Je le découvris
et j'aperçus une petite vésicule transparente
et arrondie comme un pois, qui pendait aux
bords entr'ouverts de la plaie et au-delà des
paupières. Je la saisis avec des petites pinces ;
il en sortit de l'humeur aqueuse et quelques gouttes d'humeur vitrée. Les accidens
cessèrent, et, dix-huit jours après, la malade recouvra l'usage de ses deux yeux.

Il est à considérer que les plaies de l'œil
sont bien délicates, puisque le moindre obstacle à leur réunion met en danger de
perdre la vue. Mais comment, dans cette
circonstance, la tunique de l'humeur aqueuse
n'aurait-elle point été déchirée ou entraînée
par la cataracte ? il faudrait croire qu'elle
n'avait été détachée qu'en partie, et que
l'impulsion de l'humeur aqueuse l'avait
portée sur les bords de la plaie et ensuite
hors de l'œil ; il faudrait encore supposer
que cette tunique avait été détruite à l'autre
œil par la chute précipitée de l'humeur

vitrée avec la cataracte, sinon elle y aurait paru de même. (1) M. Pellier parle de deux staphylômes semblables qu'il a opérés avec succès. (2)

Je suis assez porté à croire que cette vésicule était plutôt produite par une extension de la membrane hyaloïde du corps vitré, puisqu'il en sortit de cette humeur; d'ailleurs, la tunique de l'humeur aqueuse est si fine et si mince qu'elle ne doit réellement plus exister après l'extraction de la cataracte. M. Pellier ne fait pas mention de la sortie de l'humeur vitrée; il dit seulement qu'il rejaillit une certaine quantité d'humeur aqueuse, ce qui causa un léger affaissement du globe; mais on doit bien penser qu'un tel effet n'a pu avoir lieu que par l'écoulement d'une partie de l'humeur vitrée convertie en aqueuse. (3)

---

(1) On pourrait, après la mort des personnes qui ont subi l'opération de la cataracte par extraction, s'assurer de l'état dans lequel elle laisse la tunique de l'humeur aqueuse, en faisant geler l'œil opéré.

(2) Voyez le Recueil de Mémoires et d'Observations de M. Pellier, p. 350 et 352.

(3) « La membrane ou capsule de l'humeur » aqueuse, dit M. de Wenzel, dans son Traité

L'espèce d'ondulation qu'on aperçoit dans la chambre antérieure de l'œil, chez ceux qui ont les yeux saillans et qui ont été opérés de la cataracte par extraction, est occasionnée par l'absence de la tunique de l'humeur aqueuse et du cristallin, parce que cette humeur se trouve alors moins soutenue et vacille. M. de Wenzel pense qu'elle ne provient que de l'absence de la lentille cristalline, et que l'iris, étant privée de ce soutien, se meut en sens contraire ; mais je crois que celle de la tunique de l'humeur

» de la Cataracte, p. 177, a une si grande facilité à se réunir et à s'étendre, que quelquefois, après avoir été emportée d'un coup de ciseaux, et l'humeur qu'elle contenait étant évacuée, on trouve le lendemain un second staphylôme à la même place : il faut alors le couper de nouveau. Nous avons été quelquefois obligés de faire cette opération trois fois de suite, parce que cette membrane s'agglutine et se cicatrise beaucoup plus vîte que la cornée. »

Je répondrai à cet auteur que le premier staphylôme était sans doute formé par l'extension de la membrane hyaloïde, et les autres par celle des cellules du corps vitré ; si l'on ne s'est point aperçu de l'écoulement de l'humeur vitrée, c'est qu'elle s'était convertie en aqueuse par son séjour et par la séparation particulière des autres cellules. Telle est au moins mon opinion.

17 *

aqueuse y contribue davantage, en ce que les deux chambres de l'œil contiennent ensuite une plus grande quantité de cette humeur, dont le mouvement devient plus ou moins sensible par l'action organique du corps vitré.

Je n'ai jamais aperçu cette ondulation chez les personnes opérées de la cataracte et dont les yeux sont petits et enfoncés, par la raison que les chambres antérieure et postérieure, se trouvant plus étroites, renferment peu d'humeur aqueuse; mais j'ai observé qu'ils ont la vue plus forte que ceux qui ont les yeux saillans.

La quatrième espèce de staphylôme est formée par le déplacement ou la chute de l'iris à travers une division de la cornée. Plusieurs auteurs lui ont donné le nom de *hernie*, parce qu'en effet cette membrane paraît quelquefois étranglée par les bords de la plaie.

Cette tumeur peut avoir des suites très-fâcheuses et causer l'affaiblissement ou la perte de la vue, si elle n'est pas bien traitée.

Les accidens qui surviennent dans cette maladie sont ordinairement des douleurs à l'œil et dans la tête, des élancemens, de l'inflammation, de l'insomnie, de la fièvre, et un flux de larmes brûlantes, qui est quelquefois accompagné d'une douleur si aigue que l'on croit avoir l'œil piqué par une épingle.

Dans presque tous les traités de médecine oculaire, on a conseillé, lorsque cette espèce de staphylôme résistait à l'action des médicamens, de recourir à une opération proposée par Celse, mais qui est maintenant désapprouvée par tous les auteurs. Pour la pratiquer, on passait une aiguille enfilée d'un fil double à travers le staphylôme ; on faisait ensuite un double nœud qu'on serrait modérément, et cependant assez pour procurer la mortification de la tumeur, qui, par ce moyen, se séparait de l'œil huit ou dix jours après.

Je pense que Celse avait imaginé cette ligature, parce qu'il était persuadé que s'il avait emporté d'un seul coup la tumeur avec un instrument, l'œil se serait vidé sur-le-champ ; le peu de connaissance qu'il avait de la structure de cet organe lui faisait croire aussi que la régénération de l'humeur aqueuse et de l'humeur vitrée ne devait point avoir lieu.

Les accidens qui survenaient quelquefois après cette ligature occasionnaient non-seulement la perte de la vue, mais encore la suppuration et l'affaissement du globe.

Maître-Jan dit ne l'avoir vu pratiquer et ne l'avoir faite lui-même qu'une seule fois sans succès ; il ajoute qu'en opérant de cette manière on ne peut éviter que l'œil ne se vide , ne se flétrisse ou ne reste fistuleux.

Saint-Yves avait une autre méthode d'opérer ce staphylôme , lorsqu'il n'occupait pas toute l'étendue de la cornée transparente. « Je prends , dit-il , une aiguille un
» peu courbe et tranchante, enfilée de soie ;
» je la passe par le milieu du staphylôme.
» La soie étant passée, je retire l'aiguille
» pour prendre les bouts de soie que je
» retiens avec la main gauche , en les tor-
» dant un peu ; je coupe ensuite avec une
» lancette la tumeur dans sa base au-delà
» de la soie , et j'achève de l'emporter par
» un coup de ciseaux. Je panse le malade
» avec de l'esprit de vin et de l'eau com-
» mune, comme dans l'opération de la ca-
» taracte. Par ce moyen , le staphylôme
» cesse, soit que la cornée qui se cicatrise
» devienne plus épaisse , ou qu'il reste un
» petit trou au milieu de la plaie, par le-
» quel l'humeur aqueuse se vide à mesure
» qu'il y en a trop dans l'œil , ce qui n'ap-
» porte aucune incommodité au malade,
» cette humeur prenant le cours ordinaire
» des larmes par le nez. »

Quand le staphylôme était volumineux et occupait toute la surface de la cornée transparente, cet oculiste n'en coupait qu'une partie pour faciliter l'application d'un œil artificiel.

On ne doit jamais couper ni inciser le staphylôme avant d'avoir tenté l'effet des remèdes internes et externes, si ce n'est lors-que la tumeur est ancienne, volumineuse et calleuse ; car, dans ce cas, il ne faut pas hésiter à l'emporter d'un coup de ciseaux.

Quant au trou ou fistule que Saint-Yves dit avoir vu après l'opération, je puis as-surer que l'ulcère de la cornée se cicatrise parfaitement avec le temps, si le malade est bien soigné. Le seul obstacle qui puisse s'opposer à la réunion de la plaie est la présence d'une portion de l'iris ; en voici un exemple :

Madame Legrand, habitante du Berry, fut affectée d'un staphylôme à tête de clou, qui était placé à la partie inférieure de la cornée. Le chirurgien qui en prenait soin lui avait appliqué plusieurs remèdes sti-mulans, qui, bien loin de faire rentrer la tumeur, l'avaient rendu calleuse. Je la lui coupai d'un coup de ciseaux ; l'ouverture de la plaie fut comblée par une portion de l'iris, qui prit une couleur de gris-cendré.

Quelques jours après la guérison, je m'aperçus que la prunelle était transversale et très-étroite. Cette irrégularité provenait de la portion de l'iris que j'avais coupée et de celle qui était restée dans la plaie. Cette dame voyait de cet œil la forme des objets. Trois mois après, elle eut une ophtalmie à ce même œil. J'observai, dans le cours du traitement, qu'à l'endroit de la tumeur la portion de l'iris était devenue très-rouge; lorsque l'inflammation fut disparue, cette taie, qui était de la largeur d'une petite lentille, reprit sa première couleur de gris-cendré. Je la touchai avec la tête d'une épingle, et je trouvai qu'elle était adhérente aux bords de la plaie de la cornée.

Cette observation démontre évidemment combien l'iris est sujette à s'enflammer dans les ophtalmies violentes, et combien il faut être réservé pour la pratique d'une opération qui peut être suivie de l'irrégularité de la prunelle et même de son oblitération, surtout si l'on emporte une trop grande portion de l'iris.

M. Pellier rapporte qu'en appliquant des sangsues pour guérir un staphylôme de l'iris, il en laissa prendre une sur la tumeur, et que le dégorgement qu'elle procura la fit rentrer. Je répondrai à cet oculiste qu'il aurait mieux valu inciser cette tumeur que de laisser s'y attacher une sangsue, dont la pesanteur et la succion pouvaient entraîner hors de l'œil une partie ou la totalité de cette tunique ; car M. Hoin a observé que le plus petit tiraillement peut la séparer entièrement de la choroïde. (1)

Quelques auteurs ont écrit qu'on pouvait faire rentrer le staphylôme de l'iris au moyen d'un stylet boutonné, et qu'il fallait ensuite tenir le malade couché sur le dos, et lui appliquer sur l'œil un blanc d'œuf ou du mucilage de coing jusqu'à ce que la plaie fût réunie. D'autres se sont servis de sang de pigeon, de pommades, d'astringens-styptiques et même de caustiques. Toutes ces ressources de l'empirisme ne peuvent produire que de mauvais effets. J'indiquerai des moyens plus doux et plus efficaces pour guérir cette maladie.

M. Guérin dit que si le staphylôme est petit, et si l'on n'est pas parvenu à le réduire par l'usage des astringens, on peut tenter un moyen qui lui a réussi. Voici comme il s'exprime à cet égard :

« Il est possible d'être heureux : autre-

----

(1) Voyez le Mercure de France du mois d'août 1769.

» fois M. * * * avait un staphylôme peu an-
» cien et point adhérent à la circonférence
» du trou par où il passait. Je fis une in-
» cision dans le voisinage du staphylôme,
» et, avec un instrument étroit et plat,
» placé dans cette incision, j'étendis l'iris
» et l'obligeai de se mettre en place. C'est
» peu encore d'avoir réduit le staphylôme ;
» l'iris aurait repassé bientôt par la même
» ouverture, si j'eusse borné à cela les pré-
» cautions ; elle y aurait repassé, parce que
» l'humeur aqueuse, par sa présence, l'y
» aurait déterminée ; c'est ce que je prévis,
» et, pour éloigner cet effet, je tins l'œil
» en vacuité pendant huit jours, toutes les
» quarante-huit heures. Je soulevai l'un des
» bords de la plaie que j'avais faite, et
» l'humeur aqueuse s'évacuait. Pendant ce
» temps, je travaillai à la réunion de l'ul-
» cère de la cornée, qui fut d'autant plus
» prompte que les bords de cet ulcère étaient
» naturellement rapprochés, parce que la
» cornée était flétrie. »

M. Guérin fit donc une incision dans le
voisinage du staphylôme ; il étendit l'iris
avec un instrument et l'obligea de se mettre
en place ; il tint l'œil en vacuité pendant
huit jours en soulevant toutes les quarante-
huit heures l'un des bords de la plaie, et,

pendant

pendant ce temps, il travaillait à la réunion de l'ulcère : et tout cela est écrit !

Mais ne sait-on pas que l'incision de la cornée se réunit en grande partie dans les quarante-huit heures, et que, si on la décolle à cette époque, on cause des douleurs très-aigues et l'opacité de cette membrane par la stase de la lymphe qui la prive de sa transparence ? C'est ce qui m'est arrivé à moi-même pour avoir voulu extraire à une dame la capsule cristalloïde par la même ouverture, trente heures après l'extraction de la cataracte. Il est d'autant moins possible de tenir ainsi l'œil flétri et dans l'état de vacuité pendant huit jours, en soulevant les bords de la plaie toutes les quarante-huit heures , que l'humeur aqueuse se régénère continuellement pour remplir le globe et lui conserver sa forme sphérique. D'ailleurs , cette incision que M. Guérin fit à un œil qui était déjà affligé d'un ulcère, n'était pas sans inconvéniens, et il aurait fallu du moins, pour parvenir à son but, qu'il eût entretenu l'ouverture de ces deux plaies. (1)

____

(1) M. de Wenzel a remarqué , ainsi que moi, que la plaie de la cornée se cicatrise assez bien en quarante-huit heures. Saint-Yves, qui in-

Voici le traitement que j'ai employé pour une semblable maladie :

M. Fougères, médecin à Limoges, m'adressa un homme affligé d'un staphylôme qui me parut deux fois plus gros que la tête d'une mouche. Ce malade avait eu, la nuit précédente, une fièvre aigue, une grande agitation et de l'insomnie. Je lui fis faire d'abord une saignée copieuse ; j'appliquai ensuite sur son œil une compresse imbibée de la décoction de fleurs de guimauve, ce qui appaisa la douleur assez promptement. Il prit, pendant trois jours, du bouillon, de la tisane, des lavemens et des bains de pieds. Le staphylôme rentra peu de jours après. Pour guérir l'ulcère, je fis usage d'un collyre composé de douze grains de couperose blanche, deux gros de teinture de myrrhe et trois gros d'eau-de-vie cam-

---

cisa cette membrane à un marchand de Sedan, en présence de M. Méry , pour extraire la cataracte qui avait passé dans la chambre antérieure, assure que la plaie se trouva réunie le lendemain.

Lorsqu'on sépare de nouveau les bords de l'incision, on cause des douleurs très-vives à l'œil du malade, ce qui me fait regarder la méthode indiquée par M. Guérin comme défectueuse et comme évidemment contraire à la guérison du staphylôme.

phrée, le tout étendu dans six onces d'eau de rivière ; j'ordonnai d'en instiller sur l'ulcère trois ou quatre fois par jour, et d'en humecter les compresses qu'on appliquait sur l'œil. Le malade fut radicalement guéri dans l'espace de quinze jours : sa vue fut néanmoins très-affectée, soit par les accidens qu'il avait éprouvés, soit par le rétrécissement de la prunelle, ou par la cicatrice de l'ulcère, qui avait formé une taie sur la cornée.

Le succès de cette cure m'a prouvé combien cette maladie redoutable exige de prompts secours, et combien la diète et l'application des remèdes produisent d'heureux effets dans cette circonstance, puisqu'ils préviennent la destruction de l'organe.

Le staphylôme qui survient après l'opération de la cataracte par extraction, est bien moins douloureux et moins dangereux pour la vue que celui qui succède à un ulcère ; il se manifeste toujours à la partie inférieure de la cornée à travers les bords de l'incision, et sa cicatrice ne laisse aucune trace nuisible, au lieu que l'autre peut se trouver dans le voisinage ou même vis-à-vis de la prunelle, et intercepter, par la taie qui en résulte, le passage de la lumière.

L'observation suivante confirmera celles

que j'ai déjà rapportées dans la première édition de cet Ouvrage, p. 67.

Madame Rigault, d'Orléans, âgée de 84 ans et d'un tempérament cacochyme, était affectée de la cataracte aux deux yeux. Je cédai aux instances de son fils, et je lui opérai d'abord un seul œil par extraction. Le lendemain, je trouvai la malade agitée ; son œil était rouge et larmoyant, et il s'y était formé un staphylôme, comme je l'avais prédit. J'appliquai un vésicatoire entre les deux épaules ; je me servis de différens collyres astringens et un peu styptiques, que l'on instillait sur la tumeur ; mais, au lieu de diminuer, elle augmentait toujours de volume. Enfin, réfléchissant sur le progrès de cette maladie, je soupçonnai qu'il pouvait être occasionné par l'habitude que j'avais de faire ouvrir l'œil trois fois par jour ; je remarquai aussi que l'impression de l'air lui était contraire, en ce qu'elle excitait davantage l'écoulement des larmes et l'extension du staphylôme, qui était déjà de la grosseur d'un pois rond. Je substituai alors aux collyres un plumasseau de charpie sèche, placé entre deux linges, que l'on changeait toutes les vingt-quatre heures, et je fis observer à la malade un régime exact. Le quinzième jour, je fis ouvrir l'œil un moment, et je vis avec satisfaction que la tumeur était rentrée; mais comme la plaie n'était pas bien consolidée, j'engageai la malade à garder encore le bandeau pendant neuf jours, et j'obtins tout le succès désiré.

M. de Wenzel nous assure que les staphylômes qui surviennent après l'opération de la cataracte disparaissent en peu de temps par le mouvement des paupières, lorsqu'on laisse l'œil libre et sans bandeau; mais M. Janin nous a dit avant lui que, dans une circonstance semblable, ayant laissé l'œil à découvert dans l'espoir que l'écoulement du superflu de l'humeur aqueuse favoriserait la rentrée du staphylôme, il fut trompé dans son attente : douze jours après, la tumeur se trouva aussi volumineuse qu'auparavant; il fut obligé, pour la guérir, d'avoir recours à l'incision, et la vue se rétablit.

Si les progrès de l'art exigent que l'observateur transmette les faits avec l'exactitude la plus rigoureuse, il est aussi de la plus grande importance pour la guérison des malades qu'ils ne s'écartent point du régime qu'on leur a prescrit.

Lorsque j'ai à traiter un staphylôme survenu après l'opération de la cataracte à des

personnes qui n'ont pas bien suivi le régime, je les mets à une diète un peu sévère jusqu'à ce que les accidens graves soient
calmés ; je couvre l'œil avec une compresse
imbibée d'eau distillée de fleurs de sureau,
et je recommande de l'humecter de temps
en temps. Lorsque les accidens sont dissipés, je leur permets de manger modérément, et j'applique le plumasseau de charpie sèche, comme dans l'observation précédente. J'ai remarqué depuis quelque
temps, chez plusieurs de mes malades,
qu'en faisant baigner l'œil tous les jours
pendant trois minutes dans une petite bai-
gnoire remplie du collyre dont j'ai indiqué
ci-dessus la composition , le staphylôme
rentrait plus promptement, et que la guérison était plutôt terminée.

J'insiste sur-tout sur le régime , parce que
j'en ai vu les plus heureux effets, et je
recommande une surveillance exacte pour
cette partie essentielle du traitement , principalement à l'égard de la classe inférieure
du peuple , qui est toujours disposée à
tromper.

Je proscris de ma pratique tous les remèdes caustiques ou brûlans qui ont été
vantés avec tant d'emphase par quelques
auteurs, tels que la pierre infernale , l'huile

glaciale d'antimoine, et tous les astringens dont l'action est trop styptique, parce qu'ils resserrent les points lacrymaux ou obstruent leurs conduits, cautérisent ou brûlent les bords de la plaie de la cornée, et les rendent durs et calleux, au point que leur réunion devient très-difficile ; il résulte en outre de leur usage des taies très-larges par la stase du fluide lymphatique, et des inflammations qui causent quelquefois l'affaissement du globe par une abondante suppuration.

Je conclurai de ces observations que la nature, secondée par le régime, fait presque tout pour la guérison des maladies de l'œil.

CHAPITRE XIII.

De l'Hydrophtalmie.

LES auteurs grecs et arabes ont désigné sous le nom d'*hydrophtalmie* l'hydropisie du globe de l'œil, qui succède quelquefois à une inflammation négligée ou mal traitée, et qui peut être causée et entretenue par une secrétion trop abondante de l'humeur vitrée ou de l'humeur aqueuse ou en même temps de l'une et de l'autre de ces deux humeurs. Cette maladie a été aussi appelée improprement *exophtalmie* par quelques auteurs modernes.

Les causes de l'hydrophtalmie sont internes ou externes : les premières viennent d'un tempérament humide ; les secondes sont les chutes, les coups et les piqûres qui affectent l'œil ou les parties qui l'environnent.

Le traitement de cette maladie est le même que celui qui a été indiqué pour la cure de l'exophtalmie.

Woolouse et Toubervil, oculistes anglais, ont pratiqué la ponction à l'œil pour en diminuer le volume.

CHAPITRE XIV.

De l'Orgeolet.

L'ORGEOLET est une petite tumeur qui ressemble à un grain d'orge, et qui se forme à l'extrémité des paupières et le plus souvent à la paupière supérieure.

Cette tumeur commence par une légère inflammation avec prurit, causée par l'épaississement et l'âcreté de la lymphe, et qui dégénère ordinairement en suppuration.

L'orgeolet est susceptible de retour chez beaucoup de personnes ; pour le prévenir, il faut avoir soin de délayer la masse du sang, et de prendre habituellement, pendant plusieurs années, des bouillons dépuratifs et des eaux minérales, qui entraîneront avec les urines les molécules grossières de la lymphe épaissie.

Quand l'orgeolet est dur, on peut le disposer à la suppuration en y appliquant, le soir avant de se coucher, un peu d'onguent de la Mère, ou un petit emplâtre de diachylon, ou celui de l'abbé de Grace. S'il ne cède point à l'action de ces fondans, il faut l'ouvrir avec la pointe d'une lancette pour en faire sortir le pus. On met ensuite immédiatement sur la plaie de la pomme cuite ou gâtée, étendue sur un linge. On consume le fond de ce petit abcès en le touchant avec la pointe d'une pierre de vitriol bleu ou la pierre infernale. Cette légère indisposition n'est jamais dangereuse.

Si la tumeur occupe le milieu de la paupière supérieure ou de l'inférieure, on suivra le même traitement.

CHAPITRE XV.

Du Chalazion ou Grêle des paupières.

ON appelle *chalazion* ou *grêle* une petite tumeur ronde, mobile, dure et blanche, semblable à un grain de grêle, qui survient à l'une ou à l'autre paupière d'un œil et quelquefois des deux yeux.

Cette tumeur peut exister seule ou se trouver accompagnée de plusieurs autres de la même nature et plus ou moins grosses, comme j'en ai des exemples.

Elle ressemble aussi quelquefois à un grain d'anis couvert, et dès qu'on la touche avec une épingle ou la pointe d'une lancette, elle se sépare de la peau sans causer de douleur.

Lorsque cette espèce de tumeur est grosse et dure, on ne doit en attendre ni la résolution ni la suppuration, et il faut la couper.

Pour faire cette opération, on incise la peau circulairement, et la grêle sort aussitôt. On panse la plaie avec un morceau de taffetas d'Angleterre, qu'on renouvelle de temps en temps.

Je conserve depuis plusieurs années un chalazion pierreux et de la grosseur d'un grain d'orge, que mademoiselle Mauricet, de Saint-Aignan, avait à la paupière.

CHAPITRE XVI.

Du Lagophtalmos ou Eraillement de la paupière supérieure.

Le lagophtalmos est un état particulier de la paupière supérieure, dans lequel elle est tellement éraillée ou retirée sur elle-même qu'elle ne peut plus recouvrir l'œil, en sorte que le malade est obligé de dormir l'œil ouvert comme un lièvre.

Cette incommodité peut venir de naissance par un défaut de première conformation, ou à la suite de quelque accident, d'un ulcère, d'une brûlure ou d'une plaie, dont la cicatrice n'aura pas été dirigée de manière à empêcher la rétraction de la paupière. On peut cependant éviter en partie cet inconvénient, en maintenant la paupière dans son extension naturelle par des emplâtres agglutinatifs, pendant que la plaie se cicatrise.

Les anciens avaient proposé, pour remédier à cette rétraction, d'inciser la paupière dans la direction des fibres de la peau. Ils pensaient que le vide qui avait lieu par l'écartement de la plaie devait être comblé par une nouvelle végétation charnue ; mais leur attente fut toujours vaine : ce vide était rempli peu-à-peu par une callosité inorganique qui se desséchait et tombait bientôt, et la paupière revenait dans son premier état. C'est ce qui arriva à M. Daviel, qui, croyant avoir bien réussi par la pratique de cette opération, présenta son malade à l'Académie royale de chirurgie : les membres de cette Académie jugèrent que cette guérison n'était qu'apparente, et l'événement justifia en effet leur opinion.

J'ai opéré un jeune écolier des Frères-Ignorantins de Montpellier, qui avait été affligé de cette incommodité à la suite de la petite-vérole. J'ai divisé le petit bourlet formé par le repli de la paupière, et, après avoir coupé une partie des bords de la plaie, j'ai maintenu leur écartement avec des emplâtres agglutinatifs. Ce malade s'est trouvé parfaitement guéri peu de jours après.

CHAPITRE XVII.

De l'Ectropion ou Eraillement de la paupière inférieure.

L'ECTROPION est un renversement ou une rétraction en déhors de la paupière inférieure, qui ne lui permet plus de remonter pour couvrir le blanc de l'œil.

Les causes de cette maladie sont : le relâchement de la paupière, une plaie, une brûlure, une excroissance boursouflée de la conjonctive, ou l'engorgement des glandes de Meïbomius.

Elle peut encore être la suite de l'opération de la fistule lacrymale. Feu M. Darnaud a démontré par plusieurs expériences que cet éraillement était alors produit par la division de la commissure des paupières ou des parties qui l'environnent, et non point par la section du tendon du muscle orbiculaire.

Les moyens curatifs de l'ectropion varient suivant les causes qui y ont donné lieu.

Lorsqu'il vient d'un relâchement de la paupière, on doit employer les toniques spiritueux et les astringens, par exemple la décoction de fleurs de roses et de feuilles de plantain, dont on humecte de temps en temps les compresses.

Celui qui succède à l'engorgèment des glandes de Meïbomius se guérit avec l'onguent de tutie, auquel on ajoute quelques grains de vert-de-gris et de précipité rouge : on en met de la grosseur d'une lentille entre les deux paupières, le soir avant de se coucher.

S'il est causé par une excroissance boursouflée de la conjonctive, on coupe cette excroissance avec des ciseaux courbes, ou bien on passe avec une aiguille un fil ciré au travers de sa base, et on l'emporte d'un coup de bistouri, comme je l'ai fait assez souvent. On panse ensuite la plaie avec l'eau de plantain, et la paupière se relève presque aussitôt ou peu de temps après.

L'ectropion qui vient à la suite d'une plaie, d'une brûlure ou de l'opération de la fistule lacrymale, est presque toujours incurable.

CHAPITRE XVIII.

De l'Encanthis.

L'ENCANTHIS est une tumeur ou une excroissance de chair qui se forme au grand angle de l'œil, et qui affecte le plus souvent la caroncule lacrymale.

Il y a deux espèces d'encanthis : l'un est fongueux, rougeâtre et indolent ; l'autre est plus solide, quelquefois livide et douloureux. Ce dernier peut devenir cancéreux ou être le siége primitif du développement du cancer. J'ai été consulté par plusieurs personnes chez lesquelles cette cruelle maladie avait déjà fait tant de progrès que tous les secours de l'art n'ont pu les empêcher d'y succomber.

Trois causes principales peuvent donner lieu à cette excroissance : 1.º une inflammation ou une congestion d'humeur acrimonieuse qui aura augmenté insensiblement le volume de la caroncule lacrymale ; 2.º une hypersarcose qui aura succédé à un ulcère négligé ou mal traité ; 3.º un reste de ptérygion qui n'aura pas été assez coupé ou consumé, et qui se sera accru et endurci.

En général, le pronostic de l'encanthis n'est fâcheux que lorsqu'il tient de la nature du cancer. Il convient alors de le traiter par les remèdes généraux, et de prescrire aux malades un régime nourrissant et délayant, les bains, les purgatifs, les lavemens, le petit-lait, etc.

Si la tumeur n'est pas ancienne, il ne faut pas hésiter à la couper ou à la brûler; lorsqu'elle est petite, on la coupe avec des ciseaux ou avec un bistouri, de la même manière que les verrues douloureuses qui se forment assez souvent sur cette partie ou dans les environs, et qui dégénèrent quelquefois en cancer, si l'on n'a pas soin de défendre au malade d'y toucher et de les égratigner. Si elle est devenue un peu considérable, on y passe un fil ciré avec une aiguille courbe, et on la coupe circulairement; on panse ensuite la plaie selon les règles de l'art.

J'ai opéré, à Orléans, en présence de M. Rochoux, chirurgien, un enfant de cinq ans, qui avait un encanthis de la couleur et de la grosseur d'une cerise. J'ai traversé cette petite tumeur avec une aiguille enfilée d'un fil ciré, et je l'ai coupée avec un scalpel, près de la caroncule. La plaie a été pansée avec une infusion de feuilles

de

de plantain. Quelques jours après, j'ai souf-
flé dessus, deux fois le jour, un mélange
égal de tutie préparée et d'alun calciné,
pour consumer quelques fongosités qui y
étaient survenues. Le malade a été guéri
en dix jours, et la tumeur n'a pas reparu
depuis.

CHAPITRE XIX.

De l'Œdème des paupières.

L'ŒDÈME des paupières est une tumeur
froide, molle et pâle, qui gonfle les deux
paupières et le plus souvent la paupière
supérieure.

Cette maladie n'est douloureuse que lorsqu'elle est la suite d'un accident, comme
d'une chute ou d'un coup qui aura été porté
sur le globe ou sur les parties qui l'environnent ; mais elle peut être aussi occasionnée
par l'épaississement ou la stase de la lymphe
dans ses vaisseaux.

J'ai vu plusieurs œdèmes qui tenaient de
l'emphysème ; le gonflement est alors plus
considérable et transparent. Les causes de
cette espèce d'œdème sont : les coups,
la piqûre des insectes vénimeux, et l'im-

pression de l'air sur un œil enflammé ou récemment opéré, qu'on aura trop tôt découvert. En voici un exemple :

M. Puerari, conseiller de la république de Genève, avait subi l'opération de l'extirpation partielle d'un œil à la suite d'une hydrophtalmie. Quelques jours après, il s'exposa imprudemment à la fraîcheur de l'air extérieur, et il survint à cet organe, ainsi qu'aux deux paupières, un gonflement œdémateux, accompagné de douleur et de chaleur. Je mis en usage la décoction de romarin et de thym, à laquelle j'ajoutai partie égale d'esprit de vin ; les compresses en furent humectées de deux heures en deux heures. Je prescrivis un régime convenable, et je purgeai le malade tous les trois jours. Douze jours s'étant écoulés sans aucune diminution de l'œdème, je me décidai à faire de petites scarifications sur les paupières, dans la direction de leurs fibres ; les compresses furent humectées ensuite avec l'eau de fleurs de sureau ; un emplâtre vésicatoire fut appliqué à la tempe et entretenu pendant quinze jours. Enfin le gonflement disparut, mais il fut suivi d'un dépôt purulent qui augmenta le volume et la douleur de l'œil. Je me déterminai alors à donner issue au pus par une incision, et le globe s'affaissa en partie : j'ai remédié à cette difformité par l'application d'un œil artificiel , et ce malade a été très-satisfait de sa guérison.

CHAPITRE XX.

Des Tumeurs adipeuses des paupières.

CES tumeurs prennent ordinairement naissance aux environs du bord externe des paupières; on les nomme *adipeuses* , parce qu'elles renferment dans leur kyste une matière qui ressemble à de la graisse ou à du blanc d'œuf. On en voit quelquefois plusieurs à la même paupière.

On peut employer avec succès l'emplâtre diabotanum pour les résoudre ; mais souvent l'application des remèdes devient insuffisant par la difficulté qu'on éprouve de les fixer sur la partie , et l'on est obligé de recourir à l'opération.

Voici la manière dont je l'ai pratiquée à une demoiselle du Mans , qui en avait cinq sur les deux paupières de l'œil gauche :

Après avoir divisé la peau avec une lancette suivant la direction des fibres , j'ai enlevé la matière graisseuse de chacune de ces tumeurs avec la curette (N), et j'ai brûlé ensuite le fond de leur kyste avec une dissolution de pierre infernale que j'y ai introduite par le moyen de la même curette. J'ai pansé les plaies avec l'onguent de la Mère, et la malade a été guérie sans retour dans l'espace de cinq jours.

Quoique ces petites tumeurs soient peu douloureuses et ne soient nullement dangereuses, je pense que le désagrément qui résulte de leur position à la figure doit toujours déterminer à les inciser ; d'ailleurs cette opération cause peu de douleur, et la guérison est bien plus prompte.

CHAPITRE XXI.

De la Lipitude ou Chassie des paupières.

Il y a trois espèces de chassie, qui ne varient entre elles que par le plus ou le moins de viscosité de l'humeur qui suinte des paupières ; aussi les traite-t-on presque toujours de la même manière.

La première espèce est causée par l'obstruction des glandes sébacées qui ont été découvertes par Meïbomius, et qui sont situées à la face interne et sur le bord des paupières ; il s'y forme de petits ulcères qui dégénèrent en une gale sèche ou prurigineuse.

La seconde espèce a lieu dans le grand angle de l'œil par une ulcération de la caroncule lacrymale.

La troisième espèce a son siége dans toute la circonférence des paupières.

La cause de cette affection vient d'un sang âcre et chargé d'humeurs qui sont filtrées par les corps glanduleux des paupières. Ces mêmes humeurs, par leur viscosité, détruisent le tissu des vaisseaux qui les contiennent, et forment des ulcères plus ou moins considérables, ce qui donne lieu à un suintement de matière purulente et à la lipitude chassieuse ou prurigineuse.

Un coup d'œil suffit pour distinguer les différentes espèces de chassie ; elles se trouvent cependant quelquefois réunies, et alors le suintement est plus abondant et les paupières paraissent plus enflammées.

Lorsque la lipitude est ancienne et invétérée, elle devient plus rebelle ; il est même rare que les vieillards en guérissent, et elle occasionne chez la plupart un renversement de la paupière inférieure.

On peut parvenir à guérir cette maladie par les saignées, les purgatifs, les

vésicatoires , les bouillons apéritifs , les fondans et les eaux minérales.

On peut aussi employer avec beaucoup
de succès une pommade composée de deux
onces de graisse de porc , douze grains de
vert-de-gris , dix grains de précipité rouge ,
trois gros de tutie préparée , dix grains
d'aloès succotrin et six grains d'alun calciné. On mêle exactement toutes ces substances dans un mortier de verre , et on en
met de la grosseur d'un pois dans l'intérieur et sur le bord des paupières , le soir
avant de se coucher , jusqu'à la guérison.
On se bassine les yeux , le matin , avec une
légère dissolution de pierre divine ou la
décoction de feuilles de plantain.

Si quelque ulcère du bord des paupières
résiste à l'usage de cette pommade , on le
touche avec la pierre infernale ou avec la
pierre de vitriol bleu.

J'ai observé , dans le cours de ma pratique , que cette maladie est quelquefois
héréditaire , et j'ai vu des familles dont
presque tous les individus étaient chassieux
et avaient les yeux rouges ; elle est alors
très-opiniâtre et très-difficile à guérir.

CHAPITRE XXII.

De l'Hypopion.

L'HYPOPION est un abcès ou dépôt de matière purulente, qui se forme dans la chambre antérieure de l'œil ou dans les interstices de la membrane de la cornée transparente.

Les causes de cette maladie sont les coups, les piqûres ou une inflammation mal traitée.

L'hypopion est tantôt blanc et tantôt jaune, et quelquefois de ces deux couleurs mêlées ensemble. Plusieurs oculistes l'ont confondu avec les taies de la cornée, qui sont ordinairement blanches ou de la couleur du papier mâché.

Il s'annonce presque toujours par des élancemens douloureux dans l'œil et dans la tête, qui occasionnent même souvent de la fièvre.

Pour parvenir à la cure de l'hypopion, il faut d'abord calmer la douleur et l'inflammation. On ordonne une saignée du bras, les bains de pieds et les lavemens; on prescrit une diète rigoureuse jusqu'à ce que les accidens soient dissipés; on applique

sur l'œil des compresses imbibées d'une légère décoction de fleurs de camomille ou
de guimauve, et on les humecte toutes les
deux heures : on peut aussi y faire instiller,
plusieurs fois dans la journée, quelques
gouttes de ce collyre.

J'ai traité, à Grenoble, une femme affligée d'un hypopion qui lui était survenu
à la suite d'une ophtalmie. Je lui en ai
procuré la résolution par l'application de
compresses imbibées tantôt de la décoction
ci-dessus et tantôt d'eau-de-vie pure et tiède.

Un jeune homme de la même ville a été
guéri par de semblables moyens d'un hypopion, qui s'est ouvert une issue naturelle
à travers la cornée.

La plupart des auteurs ont proposé de
faire l'ouverture de la cornée avec la pointe
d'une lancette pour évacuer le pus qu'elle
contient, lorsqu'on n'a pas réussi à en procurer la résolution ou l'évacuation naturelle. Pour moi, j'ai vu résulter de cette
opération de bons et de maùvais effets, et
je n'ose encore me prononcer sur ses avantages ou ses inconvéniens ; je laisse aux
maîtres de l'art à se décider sur ce point
d'après leur expérience et leurs lumières.

Galien dit avoir vu de son temps un
médecin-oculiste, nommé *Justus*, guérir

l'hypopion en faisant asseoir le malade sur une chaise et en lui secouant fortement la tête avec les deux mains jusqu'à ce que le pus descendît au bas de l'œil par son propre poids. Je pense que cet homme célèbre, qui croyait que la cataracte n'était qu'une humeur congelée entre la pupille et le cristallin, aura partagé aussi l'erreur de son contemporain, en prenant une vraie cataracte exfoliée de la tunique cristalline pour un hypopion. Il est facile en effet de s'imaginer qu'après l'exfoliation de la cataracte ancienne de quelques vieillards le corps opaque aura été détaché par les secousses violentes de la tête et précipité dans la partie inférieure de l'œil; mais il est impossible de se persuader qu'une humeur graisseuse ou ichoreuse, occupant la chambre antérieure de l'œil, ait pu être ainsi déplacée. (1)

Il y a encore une autre espèce d'hypopion qu'on appelle *hypoaima*, parce qu'il est formé par un épanchement de sang dans la chambre antérieure de l'œil.

____

(1) On peut voir à ce sujet ce que j'ai déjà dit, chap. 11, p. 59 et suivantes, sur l'exfoliation de la tunique capsulaire et l'abaissement spontané de la cataracte.

19*

Dans cette affection, tous les objets paraissent de couleur rouge. Lorsqu'elle est causée par un coup violent, il en résulte toujours la perte de la vue, et l'œil devient noir et livide. Si le sang épanché dégénère en pus, il est difficile de prévenir la destruction du globe; mais il faut tâcher au moins d'arrêter les progrès de la suppuration, pour diminuer la difformité de l'organe.

CHAPITRE XXIII.

De l'Albugo ou Taie.

PLUSIEURS oculistes traitent indifféremment toutes sortes de taies, et ne savent pas distinguer celles qui sont susceptibles de guérison d'avec celles qui sont incurables. Je vais donner sur cette maladie des principes de théorie et de pratique, qui feront sans doute cesser cette erreur.

L'albugo est une taie ou tache blanche qui paraît sur la cornée transparente.

Elle est ordinairement causée par l'engorgement des vaisseaux lymphatiques; mais elle peut venir aussi de causes extérieures et à la suite de la petite-vérole, d'une inflammation ou d'un ulcère.

La vue s'obscurcit à mesure que la taie s'agrandit. Si elle est petite et superficielle, la guérison en est facile ; lorsqu'elle est large et épaisse, elle est incurable. J'ai diminué quelquefois l'épaisseur de ces taches avec un instrument, et j'ai réussi assez souvent à rétablir un peu la transparence de la cornée.

On guérit assez promptement les taies qui succèdent à l'ophtalmie, en faisant cesser l'état inflammatoire. Celles qui paraissent à la suite de la petite-vérole sont très-rebelles. Celles qui sont occasionnées par la cicatrice d'une plaie, d'un abcès ou d'un ulcère, ne s'effacent jamais.

Il y a encore des taies plus ou moins grandes, qui accompagnent les vaisseaux variqueux de la conjonctive et de la cornée ; elles disparaissent lorsqu'on a coupé ces vaisseaux, ou du moins elles diminuent beaucoup.

Voici la manière dont je fais cette opération :

La paupière supérieure étant relevée par un aide au moyen de l'élévatoire (N), je saisis les vaisseaux variqueux avec une pince, et je les coupe de distance en distance avec des ciseaux courbes : il se fait aussitôt un dégorgement sanguin. On bas-

sine l'œil de temps en temps avec la décoction de fleurs de sureau ou de l'eau
tiède, et ensuite avec l'eau végéto-minérale de Goulard. Quinze jours suffisent
pour la guérison.

En général, pour traiter les taies avec
plus de succès, il faut atténuer et diviser
la lymphe épaissie. On emploie, à cet effet, les saignées, les purgatifs, les bouillons
apéritifs, les bains, les lavemens, les vésicatoires et les pilules de Belloste, dont
on fait prendre trois doses en quinze jours.

Le collyre sec dont je vais donner la
composition produit un effet très-avantageux.

On prend un gros de tutie préparée,
vingt-quatre grains de sucre candi et dix-
huit grains d'iris de Florence en poudre ;
on mêle le tout ensemble, et l'on en souffle,
le soir, une ou deux prises dans l'œil du
malade avec un tuyau de plume.

Ce collyre n'est point violent ; il peut
être employé pour les personnes les plus
sensibles et même pour les enfans.

Je n'approuve pas l'usage de ces pommades dans lesquelles on fait entrer le précipité rouge et autres poudres caustiques,
parce qu'elles enflamment l'œil, rendent
ses vaisseaux variqueux, et affaiblissent
la vue.

Si les taies ne cèdent pas au traitement que je viens d'indiquer, il vaut mieux laisser le malade avec le peu de vue qui lui reste que de le fatiguer par des remèdes plus actifs, qui deviennent souvent inutiles et occasionnent quelquefois la cécité.

CHAPITRE XXIV.

Du Trichiasis ou dérangement des cils.

Lorsque les cils des paupières se dérangent et piquent l'œil, on appelle ce vice, en général, *trichiasis*.

On en distingue trois espèces, savoir : le *distichiasis* (1), lorsqu'il y a un double rang de cils, dont les uns se portent en dé-

---

(1) La femme de chambre de madame Perrotin, de Grenoble, âgée de 16 ans, avait, depuis sa naissance, un distichiasis à la paupière inférieure de l'œil gauche, qui avait donné lieu à une taie sur la cornée. Après lui avoir arraché les cils avec des pinces, je voulus en cautériser les racines avec l'aiguille ; mais elle s'y refusa, et les cils revinrent avec les mêmes douleurs à l'œil. Elle me dit enfin qu'elle était décidée à se les faire arracher chaque fois qu'ils repousseraient.

hors et les autres en dedans ; le *phalan-gôsis*, quand la paupière se renverse au-dedans de l'œil, de manière que les cils le blessent continuellement ; et le *ptôsis*, lorsque la paupière est relâchée et que son bord se retourne en dedans, ainsi que les cils qui le garnissent, en sorte que l'œil ne peut plus s'ouvrir qu'en partie.

Ces dérangemens arrivent plus ordinairement à la paupière supérieure qu'à l'inférieure. Si la paupière est seulement relâchée sans que les cils offensent l'œil, on appelle cet état *atoniaton-blepharon*, ou paralysie de la paupière.

Le trichiasis peut venir de naissance ou à la suite de la petite-vérole, de gales, de dartres ou d'ulcères prurigineux des paupières : les cils renaissant après leur chute prennent aussi quelquefois une mauvaise direction.

Quand une humeur superflue et sans acrimonie se porte sur le bord des paupières, alors elles se relâchent et se renversent, ce qui donne lieu au phalangôsis et au ptôsis, dont les effets sont toujours très-funestes.

L'irritation continuelle des cils et le clignotement forcé des paupières occasionnent les accidens les plus graves, tels que les douleurs de tête, la fièvre, l'insomnie, le tintement d'oreilles, un flux de larmes habituel, des ophtalmies opiniâtres, accompagnées de taies plus ou moins larges, et enfin la cécité si l'on n'y remédie promtement par l'opération.

Madame Durande, de la Savoie, âgée de 50 ans et privée de la vue, vint me consulter à Genève. Elle était réduite à l'état le plus déplorable par les douleurs cruelles que lui causaient un ptôsis aux deux paupières de l'œil droit et en même temps un ptérygion. L'œil gauche était entièrement perdu et atrophié par la même maladie. Je lui opérai d'abord le ptôsis et ensuite le ptérygion, en présence de M. Terras, chirurgien. Quelque temps après, cette dame m'informa qu'elle avait recouvré en partie l'usage de cet œil. (1)

J'ai opéré avec le même succès madame Caron, d'Orléans, en présence de M. Regnier, chirurgien en cette ville, et une

---

(1) Plusieurs auteurs modernes ont révoqué en doute le trichiasis ; je vais leur en offrir un exemple bien plus extraordinaire. Cette même dame Durande avait, depuis sa naissance, aux deux paupières de chaque œil, quatre rangs de cils qui ressemblaient à un sourcil. M. Terras les a observés comme moi.

femme de Limoges. La première avait un ptôsis à la paupière supérieure de chaque œil, et la seconde à une paupière inférieure.

Voici le procédé que je mets en usage pour cette opération :

Je saisis avec les doigts la peau de la paupière ; je marque avec de l'encre ce que je dois en couper ; je passe à l'endroit marqué et à une distance égale trois ou quatre aiguilles droites ou courbes, portant chacune un fil ciré ; je coupe la peau de la paupière ; je rapproche ensuite les lèvres de la plaie avec les fils, et je fais un nœud et une rosette à chacun, en commençant par ceux du milieu. J'emploie pour le pansement l'eau végéto-minérale. Sept ou huit jours suffisent pour la guérison, et les fils tombent d'eux-mêmes à cette époque. Une partie de la paupière étant ainsi retranchée, le tarse se redresse ; s'il existe une taie, elle disparaît bientôt, et la vue augmente de jour en jour.

L'atoniaton-blepharon ou la paralysie de la paupière se guérit de la même manière que le ptôsis.

Cette opération réussit presque toujours quand elle a été bien faite, quoique Maître-Jan en ait condamné la pratique.

CHAPITRE

CHAPITRE XXV.

De l'Ancyloblepharon ou conjonction des paupières.

L'ANCYLOBLEPHARON est la conjonction de l'extrémité de la paupière supérieure avec celle de l'inférieure, en sorte que l'œil ne peut être découvert quand cette union est parfaite, et qu'il ne se découvre qu'en partie lorsqu'elle est imparfaite, ce qui arrive le plus communément.

J'ai vu néanmoins, à Limoges, une femme qui, étant tombée, dans son bas-âge, dans une casse d'eau bouillante, et s'étant brûlé le côté droit de la tête, avait les deux paupières complètement réunies par la régénération de l'épiderme. Son œil n'était ni éraillé, ni difforme, ni larmoyant, comme il arrive quelquefois après un pareil accident ; il était aussi saillant que l'autre, et l'on aurait dit que cette femme était née avec ce vice de conformation. Je lui proposai d'inciser la peau qui unissait ses paupières pour m'assurer de l'état de son œil ; mais elle craignit la douleur de cette opération et s'y refusa constamment. Il paraît que l'écoulement des larmes continuait d'a-

voir lieu de ce côté par les points lacrymaux et par le canal nasal, car il n'y avait
aucune différence dans la quantité de l'ex-
crétion lorsque cette femme se mouchait.

Un laboureur du Mans s'était excorié le
bord des deux paupières de l'œil gauche ;
elles se réunirent aux trois-quarts, et cet
homme avait perdu l'usage de son œil depuis cinq ans lorsque je mis fin à cet état
pénible par une incision.

Une autre espèce d'ancyloblepharon est
l'union qui se fait de la partie interne de
la paupière avec la conjonctive, à la suite
d'ulcères, d'excoriations, de brûlures ou
de la petite-vérole, ce qui gêne le mouvement de la paupière. On est obligé, pour
détruire cette adhérence, d'inciser les brides
qui la forment.

J'ai fait cette opération à plusieurs personnes, et même jusqu'à trois fois à une
demoiselle ; je n'ai réussi à empêcher une
nouvelle adhésion chez cette dernière, qu'en
lui appliquant momentanément un petit œil
artificiel et en bassinant la plaie plusieurs
fois le jour avec l'eau de plantain.

Lorsque les enfans ont des boutons de
petite-vérole sur les yeux, je conseille aux
parens de leur bassiner souvent cette partie
avec une décoction légère de feuilles de

plantain ou la dissolution de pierre divine,
pour accélérer la dessication de ces petits
ulcères; il faut aussi instiller, au moins
quatre fois le jour, plusieurs gouttes de la
même eau entre les deux paupières. Cette
précaution m'a toujours paru très-avanta-
geuse pour préserver la vue des enfans des
atteintes funestes de ce fléau.

CHAPITRE XXVI.

De l'Amaurosis ou Goutte-sereine.

L'AVEUGLEMENT que l'on désigne sous
le nom de *goutte-sereine* ne se remarque
pas toujours aux yeux des malades, parce
que sa cause change rarement la forme
naturelle du globe.

L'esprit vital qui vient du cerveau est
porté, suivant l'ordre de la nature, dans
les filets du nerf optique. Lorsque ce fluide
est subtil et abondant, la perception est
parfaite; mais s'il se trouve en petite quantité ou se déprave, la vue s'affaiblit et se
trouble, et quelquefois on la perd entièrement, comme il arrive dans la vieillesse
où la débilité du cerveau détermine l'obstruction du nerf optique.

La perte de la vue peut venir aussi du

dessèchement des filets du nerf optique, occasionné par une chute ou par un coup porté sur la tête, par une inflammation excessive du sang, par une tumeur ou une exostose qui exerce une trop grande pression sur ce nerf, par de violentes douleurs de tête chez les personnes qui ont la fibre dure et forte et dont le sang est acrimonieux, par le froid, le serein et les autres intempéries de l'air, ou enfin par la suppression des évacuations sanguines, sur-tout chez les femmes.

La goutte-sereine peut être parfaite ou imparfaite ; dans l'un et l'autre cas, elle offre peu d'espoir de guérison.

Dans la goutte-sereine parfaite, la pupille paraît quelquefois se mouvoir à-peu-près comme dans son état naturel (1); mais lorsqu'elle est causée par des douleurs de tête aigues et opiniâtres, la pupille reste constamment dilatée et sans aucun mouvement, et la vue est totalement perdue.

Dans la goutte-sereine imparfaite, le malade voit encore la lumière, mais il n'aperçoit que faiblement les objets.

____

(1) On peut voir dans l'ouvrage de M. Janin, page 426, l'explication qu'il a donnée de ce phénomène.

Le traitement de cette maladie doit être dirigé suivant la nature des causes qui y ont donné lieu. Il est quelquefois possible d'en procurer la guérison par les saignées de la gorge, du bras ou du pied, les vomitifs, les purgatifs, les boissons délayantes, les bains, les fondans, les sudorifiques et les emplâtres vésicatoires.

J'ai guéri plusieurs personnes de la goutte-sereine en leur faisant prendre une dose assez forte de pilules de Belloste de deux jours en deux jours pendant une quinzaine, après en avoir fait précéder l'usage, suivant les circonstances, par la saignée ou par le vomitif.

Si ces remèdes ne sont pas efficaces, il faut avoir recours aux esprits volatils, aux antiscorbutiques, aux céphaliques, aux nervins, et aux préparations martiales ou mercurielles.

On ne doit pas beaucoup compter sur l'effet des topiques; mais si on les emploie, il faut du moins donner la préférence aux spiritueux.

CHAPITRE XXVII.

Du Cancer de l'œil et des paupières.

LE cancer est la maladie la plus terrible et la plus fâcheuse qui puisse affliger le genre humain, sur-tout lorsqu'il se développe sur quelque partie du visage où il est impossible de faire des incisions assez profondes pour l'extirper avec succès ; c'est par ce motif que cette espèce a été nommée de tout temps *noli me tangere.*

Lorsque le cancer est déclaré, il est prudent de n'y appliquer que des remèdes doux et palliatifs et de faire suivre au malade le régime le plus régulier.

Tous les auteurs ont observé que le cancer qui a son siége sur l'œil ou sur les paupières a toujours la terminaison la plus funeste. Telle est aussi mon opinion, et j'ajouterai même que, dans le grand nombre de ceux que j'ai traités de cette maladie, je n'ai jamais pu réussir à en arrêter le progrès chez un seul. (1)

______

(1) Si l'on désire avoir une connaissance plus étendue du cancer de l'œil et des paupières, on

M. Terras, chirurgien en second à l'Hôtel-Dieu de Genève, m'a fait voir en cette
ville deux malades attaqués d'un cancer à
l'œil, qui avait même rongé une partie du
nez. Un petit bouton à la paupière inférieure avait été le principe de cette cruelle
maladie. Ces deux malades étaient dans
l'état le plus déplorable par les souffrances
qu'ils enduraient, et ne cessaient de désirer
la mort, qui ne tarda pas à terminer leur
douloureuse et pénible existence.

CHAPITRE XXVIII.

Du Ptérygion ou Ongle.

LE ptérygion ou ongle est une membrane
adipeuse, molle et élastique, qui naît presque toujours dans le grand angle de l'œil,
s'étend sur la conjonctive et même sur la
cornée, et couvre quelquefois en partie la
prunelle, ce qui nuit plus ou moins à la
liberté de la vue.

J'ai vu et opéré plusieurs fois cette ex-

peut lire la description détaillée que Saint-Yves
en a donnée dans son *Traité sur les maladies de
l'œil.*

croissance aux deux angles du même œil ;
on la voit aussi, mais plus rarement, attaquer en même temps ceux des deux yeux.
J'en ai eu cependant un exemple dans un
jeune homme natif de Versailles et qui était
garçon-laboureur en la paroisse de Baccon,
à six lieues d'Orléans : je l'ai opéré au
mois d'octobre 1810, et il a été parfaitement guéri sans aucun retour.

L'épaississement et la viscosité du sang
sont ordinairement la cause du ptérygion.
J'ai observé que les personnes dont l'habi-
tation est peu éloignée de la mer, des marais et des rivières, y sont généralement
assez sujettes, ce qui me porte à croire
que les brouillards et l'humidité de l'air
favorisent le développement de cette membrane.

On doit combattre cette maladie dans
son principe par les résolutifs, les dessi-
catifs et les astringens, tels que l'eau de
roses, de plantain ou de fenouil, ou le
collyre suivant :

On prend deux gros de tutie préparée,
un gros de sucre candi et vingt grains d'iris
de Florence en poudre ; on en souffle sur
l'œil ouvert du malade, le soir avant de
le coucher.

Le malade évitera de manger des alimens trop salés ou trop épicés, et de boire du vin pur; il prendra chaque jour trois ou quatre verres de tisane de pissenlit miellée, et il mettra de temps en temps, le soir, les pieds dans l'eau tiède pendant une demi-heure.

Si ces remèdes sont insuffisans et ne font pas changer l'état de l'ongle, il faut en venir à l'opération.

On fait relever la paupière par un aïde adroit ou par le moyen de mon élévatoire; on passe un fil au travers de la membrane, ou bien on la saisit avec de petites pinces, et on la coupe avec des ciseaux dans toute son étendue. (1)

Si le ptérygion reparaît ensuite, c'est une preuve qu'il n'a pas été coupé assez près du grand angle, et il faut recommencer l'opération.

On emploie pour le pansement l'eau de plantain tiède ou l'eau végéto-minérale de

---

(1) Le cheval est très-sujet à l'ongle; mais je pense que les maréchaux l'opèrent mal, car, au-lieu de suivre la méthode que je viens d'indiquer, ils arrachent la membrane après y avoir passé du crin, et occasionnent, par cette mauvaise manœuvre, un déchirement des fibres de la con-jonctive et par suite une ophtalmie qui retarde la guérison.

Goulard. Le malade doit garder le régime et manger modérément.

Lorsque l'ongle est ancien, on le coupe après l'avoir détaché de la cornée avec des pinces, et il se guérit promptement en suivant le traitement que je viens d'indiquer.

CHAPITRE XXIX.

De l'Hippos ou convulsion de l'œil.

PLUSIEURS auteurs croient que l'hippos est une irritation de quelques nerfs de l'œil, occasionnée par une trop grande affluence des esprits vitaux, qui cause la mobilité continuelle de cet organe.

Pour moi, je pense que cette maladie peut venir de naissance par la chaleur et l'agitation du sang, ou succéder au travail de la dentition, aux vapeurs hystériques, à des attaques d'épilepsie, d'apoplexie, etc. J'ai observé que les femmes y sont plus sujettes que les hommes.

En 1788, M. Thibal, chirurgien à Montpellier, me fit voir une petite fille, âgée de huit ans, qui était affectée de l'hippos depuis sa naissance. Nous remarquâmes, en effet, que ses deux yeux étaient dans un mouvement continuel ; elle se plaignait d'avoir la vue très-faible ; le grand jour et le soleil la fatiguaient beaucoup ; la prunelle de chaque œil nous parut rouge comme celle du lapin blanc.

Le chirurgien en chef de l'Hôtel-Dieu de Moulins m'a fait voir aussi, dans son hôpital une fille qui a la même incommodité, et il existe encore à Orléans un autre exemple de ce phénomène dans une personne du même sexe.

La peau de ces trois personnes est très-blanche ; leurs yeux sont assez bien faits et toujours en mouvement ; leurs prunelles sont rouges ; leur vue est faible et tendre au grand jour ; leurs cils, leurs sourcils et leurs cheveux sont blonds comme de l'or ; elles sont d'ailleurs bien portantes. J'ai eu récemment de leurs nouvelles, et j'ai appris que leur vue n'a éprouvé aucun changement. Elles voient beaucoup mieux au crépuscule du soir, et le matin quand le soleil n'est ni élevé ni trop ardent.

Un habitant de la commune de Ferney vint me trouver à Genève en 1784. Cet homme était brun, avait les cheveux châtains, et était affecté de l'hippos aux deux yeux et d'une grande faiblesse de la vue depuis sa naissance ; il avait en outre un

ptérygion à l'œil droit, qui le gênait beaucoup, et que je lui opérai. Le lendemain
de cette opération, il voulut retourner chez
lui, et je lui donnai par écrit la manière
dont il devait se conduire pour le régime
et les pansemens. Quelque temps après sa
guérison, il vint me voir, et je remarquai
que la paupière inférieure de cet œil avait
pris adhérence avec la conjonctive, en sorte
que le globe était sans mouvement; mais
sa vue n'en était pas devenue plus forte.

Je crois donc qu'il est tout-à-fait inutile
de chercher à remédier à la convulsion ou
au tremblement de l'œil, à moins que cet
organe ne soit affecté en même temps de
quelqu'autre maladie.

Un de mes amis m'a rapporté qu'en Afri-
que les Albinois sont presque tous très-
blonds et sujets à l'hippos. Il m'a ajouté
qu'il avait vu en France une Albinoise que
l'on montrait de ville en ville, et qui avait
les prunelles si rouges qu'on aurait pu croire
que le cristallin avait la même couleur;
mais je suis persuadé que la choroïde seule
éprouve ce changement par un effet contre
nature, et donne lieu à cette illusion à l'é-
gard de la prunelle et de l'iris.

CHAPITRE XXX.

Du Stasin ou immobilité de l'œil.

On appelle *stasin* l'état d'immobilité dans lequel l'œil reste fixé dans son orbite, à la suite de la division de ses muscles ou de la paralysie de ses nerfs : il se forme alors une rétraction du globe, et le malade voit quelquefois tous les objets doubles.

On tire aussi de cet état de l'œil, dans certaines maladies, le pronostic le plus fâcheux, et il est ordinairement le présage assuré d'une mort prochaine.

Plusieurs auteurs prétendent qu'on ne peut guérir cette maladie que dans son principe : comme je n'ai jamais eu occasion de la traiter, je laisse aux maîtres de l'art à faire choix des remèdes qui peuvent convenir dans cette circonstance.

On m'a fait voir à Perpignan un enfant de six ans, qui avait de naissance la tête très-volumineuse et les yeux très-saillans et presque sans mouvement ; il voyait un peu mieux les objets en face, mais il les distinguait difficilement ; la prunelle était verticale et peu mobile ; l'iris était de couleur grise, et la cornée transparente extrêmement large dans sa circonférence. Dans certains mois de l'année, la vue de cet enfant devenait si faible qu'il avait beaucoup de peine à se conduire. Sa mère me dit qu'elle attribuait cette maladie à l'envie qu'elle avait eu, dans sa grossesse, de manger une tête de veau.

M. Guérin rapporte un exemple à-peu-près semblable. « Un porte-faix de Lyon,
» dit-il, perd la vue d'un œil dans un temps
» marqué : voici les circonstances qui ac-
» compagnent cet aveuglement passager.
» Un de ses yeux est plus gros que l'autre,
» presque du double ; il voit habituellement
» bien des deux ; mais dans le temps où les
» vaches , comme on dit vulgairement,
» sont en chaleur, il aperçoit un trouble
» assez considérable pour ne plus voir dis-
» tinctement les objets , du côté de son gros
» œil seulement. Ce particulier est fort ras-
» suré sur son état, et m'a dit, d'après les
» questions que je lui ai faites , que cet œil
» était une envie d'un œil d'une tête de
» veau , et qu'il croyait qu'il voyait trouble
» de ce côté parce que les vaches ne voient
» pas différemment dans le temps où elles
» sont en chaleur. »

CHAPITRE XXXI.

Du Strabisme.

LE strabisme est une indisposition qui oblige la prunelle à regarder de travers les objets qu'elle veut fixer, en sorte qu'elle ne paraît plus située au milieu de l'œil. Ce changement de direction peut avoir lieu en dedans, en déhors, en haut ou en bas, et affecter en même temps les deux yeux.

Le relachement ou la contraction des muscles de l'œil sont souvent la cause du strabisme, comme il arrive dans l'épilepsie, les convulsions des enfans à l'époque de la dentition, les fièvres-malignes et les vapeurs hystériques. Les enfans en bas-âge y sont très-sujets, parce qu'ils s'accoutument à fixer de travers, dans leur berceau, les objets qui frappent le plus leur imagination. Cette incommodité peut encore venir d'une abondance d'humeur ou d'un déplacement du cristallin à la suite d'un coup ou d'une chute.

Les moyens curatifs du strabisme doivent varier suivant les causes qui l'ont produit, suivant l'âge et le tempérament du malade, et suivant le degré et l'ancienneté de la maladie. La guérison en est très-difficile lorsqu'il vient de naissance ou lorsqu'il est invétéré.

J'ai réussi quelquefois à en guérir les enfans, en plaçant leur berceau dans un sens contraire, et en attirant leur attention sur d'autres objets.

Si le strabisme n'est pas ancien, je fais couvrir l'œil sain, pendant trois ou quatre mois, avec un bandeau d'étoffe noire ou verte. Ce moyen simple et facile rétablit la prunelle dans sa véritable direction.

Saint-Yves s'exprime ainsi sur la curation de cette maladie : « On fera asseoir
» l'enfant vis-à-vis d'un miroir, et dans
» cette situation on lui fera regarder direc-
» tement son visage dans ce miroir, en
» sorte que chaque œil regarde précisément
» la prunelle de celui qui lui correspond
» dans le miroir : en lui faisant faire cet
» exercice un quart-d'heure le matin et au-
» tant le soir, à la fin la vue se redresse.
» Outre cela, on pourra lui faire lire des
» écritures menues, ou travailler à des ou-
» vrages fins qui demandent de l'appli-
» cation. »

Lorsqu'un enfant louche des deux yeux, il faut lui faire porter des besicles. On appelle

pelle ainsi deux demi-globes d'ébène , voûtés en déhors et concaves en dedans , dont le milieu est percé d'un petit trou rond qui répond à la prunelle. On lui en fera continuer l'usage jusqu'à la guérison, dont le terme est au moins de six mois et quelquefois de près d'une année.

On ne doit pas négliger de faire laver les yeux du malade avec de l'eau-de-vie camphrée , de l'eau de Cologne ou de l'eau des Carmes , affaiblies avec de l'eau de rivière c.. de fontaine , et d'y appliquer des compresses imbibées de l'une de ces eaux , le soir avant de le coucher, pour donner du ton et du ressort aux muscles relâchés.

Le strabisme accidentel peut se guérir, chez les personnes d'un certain âge, par les saignées , les purgatifs, les humectans, les bouillons rafraîchissans , les sudorifiques, le petit-lait et les eaux minérales.

Le Journal de médecine du mois d'octobre 1766 rapporte que M. Pamard fils a guéri une dame d'un strabisme accidentel par l'usage des humectans. M. Guérin cite dans son ouvrage, p. 412, la guérison d'une demoiselle, qu'il a obtenue par le même traitement. « Elle buvait par jour, » dit cet auteur, deux pintes d'eau de » poulet et une pinte de petit-lait ; les la-

» vemens froids étaient souvent répétés. Les
» vapeurs quittèrent un peu de leur féro-
» cité par l'usage de ces remèdes ; le stra-
» bisme n'était que momentané. Enfin je
» lui conseillai de prendre des bains froids ;
» au vingt-cinquième le strabisme disparut.
» A cette époque elle cessa tout remède,
» excepté l'usage du petit-lait. »

Mademoiselle Dufour, d'Orléans, a été guérie par les mêmes remèdes et par les bains tièdes d'un strabisme accidentel qui lui était survenu à un œil depuis plusieurs années.

Lorsque cette maladie vient de faiblesse, comme dans les tempéramens cacochymes, on doit prescrire un régime restaurant et employer les remèdes céphaliques, les purgatifs, les desséchans, et tout ce qui est propre à rétablir le ressort de la fibre musculaire.

CHAPITRE XXXII.

De la Vue double.

ON peut voir les objets doubles d'un œil ou des deux yeux.

Cette incommodité n'est souvent que passagère, et se guérit facilement quand elle est bien traitée.

Elle vient ordinairement d'une humeur bilieuse ou pituiteuse, et elle affecte plus particulièrement les individus qui mènent une vie trop sédentaire, ceux qui font un usage habituel d'alimens gras, huileux, butireux ou laiteux, ceux qui habitent auprès des lieux humides, des forêts, des rivières ou des marais, et enfin ceux qui sont d'un tempérament naturellement bilieux, mélancolique ou pituiteux.

Pour traiter avec succès cette indisposition de la vue, il faut d'abord que le malade évite tout ce qui peut contribuer à engendrer l'humeur qui y a donné lieu. Il prendra de l'exercice autant qu'il lui sera possible, et travaillera modérément sans s'échauffer le sang. Il boira, chaque jour, pendant une quinzaine, environ une pinte d'une décoction légère de pissenlit, miellée ou sucrée. On fait bouillir pendant deux ou trois minutes cinq à six feuilles de cette plante, et l'on y ajoute une petite cuillerée de bon miel sans le faire écumer, pour ne pas le priver de la partie balsamique; lorsqu'il est fondu, on passe la liqueur à travers un linge. Les tisanes légères et peu chargées du suc des plantes pénètrent plus aisément dans la circulation, et sont plus agréables à boire.

J'ordonne aux personnes riches ou aisées de la limonade sucrée ou des sirops délayés dans de l'eau tiède. Les sirops d'orgeat, de limon, de capillaire et de vinaigre, conviennent également ; on peut y ajouter un peu d'eau de fleurs d'orange pour ceux qui n'aiment pas la douceur.

On purge le malade tous les trois ou quatre jours avec un gros de pilules de Belloste ; il boit ensuite, dans le cours de la matinée, du bouillon aux herbes, de la tisane ou des sirops ci-dessus indiqués. Si ces pilules lui sont désagréables à cause de la grande quantité qu'il est nécessaire d'en donner pour évacuer l'humeur bilieuse, on peut y substituer d'autres purgatifs.

. J'ai réussi quelquefois à accélérer la cure de cette maladie par l'application des emplâtres vésicatoires entre les deux épaules, à la nuque ou derrière les oreilles.

Je n'emploie en collyre que l'eau des Carmes ou de Cologne, affaiblie avec de l'eau de rivière ou de fontaine, de manière à ne causer ni irritation ni douleur à l'œil : on en bassine les yeux trois ou quatre fois le jour, et l'on en instille quelques gouttes entre les paupières.

Le malade ne doit point manger de viande salée , ni boire de vin pur : il prendra quelques lavemens, des bains de pieds ou de corps, et suivra un bon régime.

J'ai guéri radicalement, par ce traitement, toutes les personnes qui m'ont consulté pour cette incommodité de la vue, ancienne ou récente.

CHAPITRE XXXIII.

Du Mydriasis.

LE mydriasis est une dilatation contre nature de la pupille , accompagnée de faiblesse de la vue par une plus grande accumulation de rayons lumineux qui fatiguent la rétine.

Cette maladie peut venir de naissance, comme j'en ai vu plusieurs exemples.

Mademoiselle Legendre , de Chartres , était née avec cette affection aux deux yeux ; sa vue était faible , mais elle pouvait lire sans le secours des lunettes.

Une autre demoiselle de Blois avait le même défaut de conformation à un seul œil , dont elle voyait moins que de l'autre.

Le mydriasis a lieu quelquefois à un œil

ou aux deux yeux, à la suite d'une fièvre maligne, d'un coup reçu sur le globe, ou d'une piqûre qui a percé la cornée transparente et blessé l'iris.

Je l'ai vu paraître une fois à un œil d'un jeune homme de 15 ans, après l'opération de la cataracte par abaissement, parce que je lui avais percé la sclérotique avec l'aiguille trop près de la cornée transparente. La cataracte était laiteuse, comme je l'avais jugé d'avance. Ce jeune homme ayant souffert de cet œil pendant deux fois vingt-quatre heures, je levai le bandeau et j'aperçus le mydriasis. Je le fis disparaître entièrement en peu de jours par l'application de compresses imbibées de l'eau distillée de fleurs de sureau. Je voulus le faire saigner, mais il s'y refusa.

Beaucoup de malades s'imaginent qu'en les saignant on va mettre fin à leurs jours ou leur faire perdre la vue. Cet éloignement de leur part pour un remède aussi salutaire empêche d'arrêter les progrès de la maladie, et cause presque toujours leur aveuglement partiel ou total. C'est ce qui arriva à un de mes malades qui eut de la fièvre après l'opération de la cataracte, et qui perdit la vue d'un œil pour n'avoir pas voulu se laisser saigner.

Il est donc prudent de pratiquer une ou deux saignées du bras après cette opération, lorsqu'il survient de la fièvre et que le malade éprouve de la douleur.

Si le mydriasis est ancien et considérable, il est incurable. Il est même dangereux lorsqu'il dépend de la paralysie des fibres orbiculaires ou de l'état convulsif des fibres droites ou rayonnées de l'iris. Si le nerf optique et la rétine ne sont pas altérés, le malade jouit encore de la vue, mais elle est plus faible.

Un de mes frères, capitaine au 66.e régiment d'infanterie légère, eut un mydriasis à l'œil droit à la suite d'un coup de fleuret. Je lui fis appliquer sur son œil, pendant huit jours, des compresses imbibées de la décoction de guimauve tiède ; il fut guéri en peu de jours, et sa vue n'en éprouva pas une altération sensible.

CHAPITRE XXXIV.

De l'Héméralopie.

L'héméralopie est un état de la vue dans lequel le malade voit assez bien pendant le jour, très-peu au crépuscule du soir, et ne voit plus rien du tout dès qu'il fait entièrement nuit, malgré le secours de la lumière artificielle ou la clarté de la lune.

J'ai connu néanmoins deux personnes, l'une âgée de 22 ans et l'autre de 48, qui voyaient encore assez, sur les dix heures du soir, pour se conduire dans les appartemens à la lueur d'une chandelle ; mais cela est rare.

La plupart des auteurs qui ont décrit l'héméralopie l'ont confondue avec la nyctalopie, et ne nous ont donné qu'une idée imparfaite de son siége et de ses causes. Les uns veulent que cette maladie soit produite par l'épaississement de la lymphe ; d'autres prétendent qu'elle est la suite de la faiblesse de la rétine lorsqu'elle est relâchée par une abondance de sérosité, ou d'un commencement d'obstruction du nerf optique. Pour moi, je pense qu'elle vient originairement de fraîcheurs qu'on aura éprouvées à la tête ou au corps, et que le malade voit assez bien pendant le jour parce que l'exercice du travail, la progression et l'action du soleil rétablissent la transpiration arrêtée, tandis que, la nuit, dans l'état de repos de tous les organes, cette humeur se porte sur la vue et en trouble les fonctions.

Il faut donc, pour guérir cette maladie, employer les remèdes les plus propres à exciter la transpiration et à dégager les yeux de la sérosité qui y abonde et qui affaiblit la rétine. On doit prescrire une nourriture saine et en partie végétale, des boissons apéritives, une tisane sudorifique, les bains tièdes, et purger le malade préférablement avec un gros de pilules de Belloste, tous les trois ou quatre jours, pendant près d'un mois.

Si l'individu est d'un tempérament faible ou cacochyme, on obtiendra un succès plus prompt de l'application du séton à la nuque, que de celle du cautère ou des emplâtres vésicatoires ; car les cantharides que l'on fait entrer ordinairement dans la composition de l'onguent ou pommade épispastique enflamment le sang et irritent les nerfs. On ne fera usage d'aucune espèce de collyre ; on se contentera seulement d'approcher de temps en temps des yeux de l'eau de Cologne dans le creux de la main. (1)

---

(1) Les animaux quadrupèdes sont sujets à l'héméralopie : les artistes vétérinaires peuvent suivre, à l'égard de ceux qui nous sont le plus utiles, le traitement que je viens d'indiquer pour la cure de cette maladie.

Cette maladie de la vue est sans danger. J'ai observé, dans le cours de ma pratique, qu'elle se guérit très-souvent d'elle-même, et que les jeunes gens y sont plus sujets que les vieillards. J'ai remarqué aussi qu'elle est bien moins commune en France qu'en Suisse et en Savoie, où les neiges, les boissons froides et la fraîcheur naturelle du climat, occasionnée par les montagnes, rendent les maladies des yeux beaucoup plus fréquentes que dans nos régions tempérées.

CHAPITRE XXXV.

De la Nyctalopie.

LA nyctalopie est un état de la vue dans lequel le malade ne voit que très-peu ou même point du tout pendant le jour, et aperçoit assez bien les objets à la nuit ou dans des lieux obscurs.

Les causes de cette affection sont diverses. Par exemple, si l'on expose en plein air, au soleil, une personne qui vient d'éprouver une maladie grave, sa vue ne pourra en supporter qu'avec peine l'impression et l'éclat, Il en sera de même d'un individu d'un tempérament sanguin et dont le genre nerveux sera très-irritable : combien n'en voit-on pas, en effet, qui ne peuvent fixer un mur nouvellement crépi, ou les couleurs éclatantes, telles que le rouge, le jaune, le noir foncé, ou la neige.

J'ai connu un particulier qui avait été forcé de revenir de l'Amérique méridionale, parce que l'éclat trop vif du soleil, dans ces contrées, le réduisait à un état habituel de cécité pendant le jour. Cette incommodité a cessé depuis son retour en France dans son pays natal.

Le traitement particulier de la nyctalopie est très-simple, parce que je considère que cette maladie vient plutôt d'une sensibilité extrême du genre nerveux que de la dépravation des humeurs ; telle est au moins mon opinion. J'ordonne au malade les délayans, les calmans, les saignées plus ou moins réitérées lorsqu'il est d'un tempérament sanguin ou trop échauffé, les bains, et les narcotiques quand il éprouve de l'insomnie. Je lui fais prendre une bonne nourriture, du laitage, de la crême d'orge, du riz au gras ou au lait. Sa boisson ordinaire est de l'orgeat ou du lait d'amandes, un peu sucré, auquel on ajoute de l'eau de fleurs d'orange, et de la limonade s'il est échauffé.

On peut aussi lui faire porter de temps
en temps un garde-vue de taffetas vert , des
lunettes vertes ou des besicles.

CHAPITRE XXXVI.

De la Protubérance de l'œil.

ON appelle *protubérance de l'œil* une
tumeur ou excroissance fongueuse et rabo-
teuse , qui tient du sarcome et qui s'avance
au-delà de l'orbite.

Elle est toujours accompagnée de douleurs
lancinantes à la tête et à l'œil, de fièvre,
d'insomnie , d'anxiété , et cause tôt ou tard
la mort du malade , soit qu'on l'opère ,
soit qu'on se borne à un traitement palliatif.

Cette maladie vient le plus souvent de
cause interne ; elle peut avoir lieu par un
vice ou un épaississement du sang , ou succéder à une ophtalmie. Elle est toujours
suivie de la perte de la vue.

La première personne que j'ai vu affectée de cette protubérance a été M. Germa ,
de la commune de Montréal , département
de l'Aude. La tumeur était du volume
d'une grosse poire de Bon-Chrétien ; les
accidens augmentèrent par degré , et le
malade succomba à l'âge de 36 ans.

J'ai eu occasion de voir depuis, à Chartres, un juge de paix qui avait une semblable tumeur. Il se rendit à Paris et s'y fit opérer ; mais il mourut des suites funestes de cette cruelle maladie.

Madame Canard, marchande de salines à Orléans, est morte aussi à Paris, il y a quinze ans, après y avoir subi la même opération.

M. Vallon, chirurgien en chef de l'Hôtel-Dieu de Blois, et mademoiselle sa sœur m'engagèrent à opérer par charité un enfant de sept ans, qui avait à un œil une excroissance assez volumineuse, qui dépassait de deux pouces le niveau de l'orbite ; mais, vingt-quatre heures après l'opération, la douleur et la fièvre s'emparèrent du malade, et il ne tarda pas à périr. Suivant le rapport de M. Vallon, cette excroissance s'était promptement régénérée, et les progrès rapides du mal avaient été un obstacle invincible au succès de mon opération. Ainsi, l'expérience m'a prouvé, dans cette circonstance, qu'il est inutile de faire l'extirpation de ces sortes de tumeurs aux enfans comme aux adultes. (1)

____

(1) L'observation a démontré, à l'Hôtel-Dieu de Paris, que le carcinome de l'œil attaque tous

Il faut donc mettre cette maladie au rang de celles qui sont incurables et abandonner le malade à son triste sort. On lui fera seulement observer un régime délayant et rafraîchissant, et l'on bassinera de temps en temps la tumeur avec l'eau de fleurs de sureau ou de Goulard. C'est le conseil le plus sage que je puisse donner pour le traitement de cette maladie, pourvu qu'on ne la confonde pas avec une autre qui lui ressemblerait.

CHAPITRE XXXVII.

De l'Epiphora ou Larmoiement.

L'EPIPHORA ou larmoiement est un écoulement de larmes contre nature et presque continuel, lorsqu'elles viennent en trop grande abondance, ou lorsqu'elles sont détournées de leur route naturelle.

les âges, et semble, plus que les autres tumeurs de cette nature, s'attacher à l'enfance. Plus du tiers des malades que Desault a opérés dans cet hôpital était au-dessous de 12 ans. (Voyez les Œuvres de ce chirurgien célèbre, publiées en 1798 par Xav. Bichat son élève, tome 2, p. 121.)

Cette infirmité affecte quelquefois les deux yeux, mais plus communément un seul.

Elle peut exister depuis la naissance chez les enfans qui ont la tête grosse et large, ou être occasionnée par une répercussion d'humeur du côté de l'œil, par une secrétion trop abondante de l'humeur aqueuse, ou par la petite-vérole, lorsqu'un bouton a rétréci ou corrodé les points lacrymaux et leurs conduits. L'éréthisme ou le resserrement des voies lacrymales, le relâchement ou l'atonie des conduits excréteurs des glandes de Meïbomius et de la glande lacrymale peuvent aussi produire cette maladie. Il est cependant difficile d'en reconnaître la principale cause, et souvent on n'en soupçonne qu'une seule lorsqu'il y en a plusieurs compliquées ensemble.

On a tenté, mais presque toujours inutilement, de guérir cette affection par l'usage des bouillons apéritifs, des tisanes dépuratives, des bains, des sudorifiques, des purgatifs, des fondans, des vésicatoires et des injections suivant la méthode d'Anel. J'ai quelquefois laissé à la nature le soin d'y remédier ; ses efforts ont été plus puissans que toute espèce de médicamens et en ont procuré plus promptement la guérison.

Lorsque le larmoiement est causé par la destruction de la glande lacrymale, par l'éraillement de la paupière, ou par une plaie d'arme à feu, il est incurable.

On peut guérir celui qui vient de l'éréthisme du sphincter du conduit nasal par des injections d'une décoction de plantes émollientes, telles que de fleurs de mauve ou de guimauve, passée à travers un linge fin. On appliquera, le soir, sur l'œil des compresses imbibées de la même décoction, qu'on aura soin de faire tiédir avant de l'employer.

Une demoiselle de Grenoble, âgée de 19 ans, était affligée, tous les quinze jours, de l'épiphora aux deux yeux, et chaque fois pendant six jours. On a eu lieu de penser qu'elle était ainsi réglée par cet organe, car on n'a jamais pu réussir à lui procurer l'écoulement de ses menstrues par les voies naturelles.

Un jeune homme était affecté de la même maladie, avec complication du renversement d'une partie de la paupière inférieure. J'ai attribué cette indisposition à l'engorgement des petites glandes de Meïbomius ; on aurait même pu croire que c'était une fistule, parce qu'en pressant le sac lacrymal il en sortait une matière blanche qui ressemblait

à

à de la crême. Je lui ai fait faire usage, le
soir en se couchant, de la pommade que
j'ai prescrite pour la cure de la chassie,
et dont il mettait de la grosseur d'une lentille entre les deux paupières. Il fut guéri
en quinze jours. Janin parle assez souvent
de ces sortes de guérisons, obtenues par le
secours de sa pommade.

CHAPITRE XXXVIII.

De l'Anchilops.

L'ANCHILOPS est une tumeur phlegmo-
neuse qui survient dans le grand angle de
l'œil, et qui est accompagnée quelquefois
de rougeur, de douleur, de chaleur et même
de fièvre.

Cette tumeur, qui a son siége entre la
peau et le muscle orbiculaire, dégénère
ordinairement en abcès. Lorsqu'elle s'ouvre
spontanément, la maladie prend alors le
nom d'*œgilops*, et c'est dans ce cas que
quelques auteurs l'ont confondue avec la
fistule lacrymale.

Cette maladie peut être attribuée à la
chaleur, à l'âcreté et à l'épaississement du
sang, et succéder à un érysipèle ou à une
inflammation de l'œil.

Son traitement est le même que celui qui est indiqué pour la guérison de toutes les tumeurs phlegmoneuses. On a recours aux saignées, aux bains de pieds, aux boissons délayantes et rafraîchissantes, aux lavemens, aux cataplasmes de mie de pain et d'eau de sureau ou d'eau végéto-minérale. Lorsque l'abcès est ouvert et que la suppuration commence à diminuer, on y applique des compresses imbibées des eaux ci-dessus. On termine la cure par des injections et par un régime délayant et adoucissant.

Il y a encore une autre espèce d'anchilops, dont la tumeur est froide et molle, formée d'humeur lymphatique, quelquefois œdémateuse et de la grosseur d'une noix. Cette tumeur s'ouvre tantôt en déhors, tantôt au-dedans du nez, et lorsqu'on n'y remédie pas promptement ou lorsqu'elle n'est pas convenablement traitée, elle peut occasionner la fistule lacrymale.

CHAPITRE XXXIX.

De la Fistule lacrymale.

LA fistule lacrymale peut être regardée comme un écueil contre lequel toutes les ressources de l'art échouent le plus communément. Beaucoup de médecins, de chirurgiens et d'oculistes, trop confians dans leur adresse, en ont promis et assuré la guérison ; mais ils ont rarement tenu parole, parce qu'ils n'ont pas considéré les nombreux obstacles qui pouvaient s'y opposer.

Je ne prétends point entrer ici en lice pour discuter ce que tant d'auteurs ont écrit sur cette maladie, qui n'est, suivant moi, qu'une rétention des larmes dans le sac lacrymal. Je ne m'arrêterai pas non plus à décrire cette multiplicité de procédés opératoires qui ont été proposés et pratiqués pour son traitement, et dont aucune autre maladie chirurgicale ne nous a encore offert l'exemple. La plupart de ces procédés sont cruels et n'ont eu presque jamais les résultats avantageux qu'on en attendait, parce qu'on n'a pas assez réfléchi sur la nature, les causes et le siége de cette fistule. Aussi, les récits exagérés qu'on nous a faits de sa guérison ne méritent-ils aucune confiance. Je citerai cependant Anel, Petit et Janin, comme les auteurs qui se sont acquis le plus de droits à notre reconnaissance par leurs recherches et leurs travaux sur cette partie de l'art.

Voici l'opinion de M. Janin sur cette maladie :

« Serait-ce trop avancer que de dire qu'il
» existe dans cette partie (le conduit nasal)
» un sphincter capable de se contracter, de
» se dilater dans l'état naturel, et d'ac-
» quérir par l'éréthisme de ses fibres un
» tel resserrement que les larmes sont cons-
» tamment interceptées, jusqu'à ce qu'on
» ait donné à ces fibres leur élasticité na-
» turelle? »

Il y a lieu en effet de penser aujourd'hui que la fistule lacrymale n'est produite que par l'éréthisme du sphincter du conduit nasal, qui occasionne insensiblement l'oblitération de ce canal, d'où résulte la rétention des larmes dans le sac lacrymal et leur rétrogradation. Ce resserrement du conduit peut exister seul ou être accompagné d'autres accidens. Mais le sentiment de Janin, quoiqu'il paraisse vraisemblable, n'a pas acquis jusqu'à présent la certitude de l'évidence : cette question reste encore à décider, et elle ne peut l'être que sur les cadavres de ceux qui étaient affligés de cette maladie pendant leur vie et qui seront morts sans avoir été opérés. C'est sur-tout dans les hôpitaux qu'on trouve plus d'occasions favorables de se livrer à ces recherches, et il est étonnant qu'on ait négligé si long-temps de s'en occuper.

Quand un ulcère s'est formé dans le sac lacrymal, ou que l'humeur aqueuse s'y est changée en pus par son séjour, on peut augurer que la présence d'une matière âcre et purulente en corrode les parois, et qu'il en résultera bientôt une fistule ouverte si le malade n'a pas le soin de vider la tumeur en la comprimant. Sans cette précaution, l'humeur rétrograde par les points lacrymaux, se fait jour à travers la peau, et excorie assez souvent la paupière et la joue. La fistule devient alors complète, car jusque-là ce n'est réellement qu'une obstruction lacrymale.

Je dirai, contre l'opinion du plus grand nombre des oculistes, que si l'obstruction est récente et si le malade s'assujétit à comprimer de temps en temps la tumeur pour vider le sac lacrymal à mesure qu'il se remplit, il préviendra des accidens plus fâcheux, et pourra même se passer de recourir à une opération qui est toujours douloureuse et dont le succès est le plus souvent très-douteux. (1)

____

(1) Bichat convient que souvent, après l'opération, la fistule subsiste malgré les efforts les

Pour moi, si j'étais affligé de cette maladie, je n'hésiterais pas à prendre ce parti, et à me contenter d'un traitement palliatif et adoucissant, comme la plupart des gens du peuple.

Néanmoins, si le larmoiement devient trop incommode, si le malade est d'un tempérament cacochyme, ou s'il est affecté du vice scrophuleux, on peut le traiter par les applications et les injections d'eaux émollientes et résolutives suivant la méthode d'Anel, et même l'opérer pour désobstruer le canal nasal.

Lorsque la fistule est ouverte et que l'écoulement du pus a excorié la peau du grand angle et de la joue, je passe une sonde de quinze lignes ou un séton de coton, enduit d'onguent basilicum, que j'introduis par la plaie du grand angle après avoir franchi l'obstacle; ce que j'ai fait très-souvent avec succès au moyen d'une sonde

---

plus méthodiques et les plus constamment continués, ou que si elle se referme momentanément, elle est bientôt reproduite. Il ajoute ensuite que rien n'est constant dans la durée du traitement, et que, dans une malade que Desault a guérie, ce chirurgien ne lui a ôté entièrement le fil qu'au quinzième mois. (Voyez les Œuvres chirurgicales de Desault, ci-dessus citées, tome 2, p. 110.)

d'argent obtuse et de moyenne grosseur, que j'ai laissée quelquefois pendant trois semaines, en la recouvrant d'une compresse imbibée d'eau de guimauve. J'ai presque toujours obtenu une guérison complète par cette méthode et par le secours de quelques injections d'une dissolution légère de couperose blanche.

CHAPITRE XL.

De l'opération qu'il convient de faire pour appliquer un œil artificiel.

Lorsqu'il survient à l'œil une maladie grave qui nécessite l'application d'un œil de verre, telle qu'un staphilôme à grain de raisin, une hydrophtalmie, une exophtalmie, etc., l'oculiste doit opérer ces tumeurs de manière à ne rendre le globe ni trop petit ni trop difforme.

Pour moi, je me borne à exciser une portion de la cornée transparente, et le plus souvent je ne coupe de cette membrane que la largeur d'une lentille; la cicatrice qui résulte du rapprochement des lèvres de la plaie diminue suffisamment le volume de l'œil et resserre les parois de la chambre de l'humeur aqueuse; le malade n'éprouve aucune douleur s'il est docile à observer le régime et à se laisser appliquer, deux ou trois fois le jour, sur l'œil opéré, des compresses imbibées d'une décoction légère de feuilles de plantain.

Mais s'il commet quelque imprudence dans le régime qu'on lui a prescrit, il s'expose à avoir de la fièvre, des douleurs à la tête et à l'œil, un gonflement inflammatoire à cet organe, et une suppuration plus ou moins abondante, qui causera son affaissement et retardera la guérison.

Il faut alors tenir le malade au bouillon et à la tisane, le saigner et lui faire prendre un ou deux lavemens par jour jusqu'à la disparition des accidens. Quelque temps après, on lui appliquera un petit œil de verre pour donner la forme de ce corps à la partie désorganisée, et ensuite un plus grand et mieux proportionné. Le malade aura soin de l'ôter le soir avant de se coucher, et de le mettre dans un verre d'eau fraîche pour le nettoyer de l'humeur épaisse qui s'y attache pendant le jour. Cette opération est la quatrième espèce des opérations de chirurgie, qu'on appelle *prothèse*, parce qu'elle consiste à ajouter au défaut d'une partie qui manque naturellement ou accidentellement.

Cette manière d'opérer, dont je suis l'inventeur et dont j'ai décrit le procédé à l'article des staphylômes, page 230 de cet ouvrage, est plus prompte et bien moins douloureuse que la division partielle et circulaire de l'œil dans la sclérotique, recommandée par Saint-Yves.

Il arrive quelquefois qu'un œil artificiel, qui se trouve trop grand, blesse les parties molles qui tapissent l'intérieur de la cavité orbitaire, et y occasionne des excroissances fongueuses ; on y remédie en les coupant avec le bistouri ou en les cautérisant avec la pierre infernale, et en substituant un œil plus petit et plus épais, dont l'usage n'aura pas le même inconvénient.

CHAPITRE XLI.

De la beauté de la vue et de ses différentes espèces.

La vue est un don précieux du Créateur, qui nous fait jouir du spectacle du ciel et de la terre. Son excellence est admirable par la diversité des objets qu'elle représente à l'ame. La dignité de sa perception s'étend jusqu'aux passions des hommes, dont elle nous aide à pénétrer les bons ou les mauvais desseins. Son action est subordonnée au mouvement des esprits vitaux, qui obéissent eux-mêmes aux lois de leur organisation. Enfin, cet organe majestueux est le plus beau et le plus utile de nos sens. L'Auteur de la nature l'a placé à la partie la plus élevée de notre corps, pour que nous puissions voir les objets de plus loin ; il sert de sentinelle à l'homme, comme à l'animal, pour découvrir ce qui peut le flatter ou lui nuire.

Après avoir parlé des propriétés éminentes de la vue, il est important de faire connaître les différences qu'elle nous offre, dans le cours de la vie humaine, relativement à sa perfection et à son étendue.

La vue est bonne ou parfaite lorsqu'on distingue les objets de loin comme de près, à une moyenne distance ; mais ordinairement, vers l'âge d'environ 5o ans, cette vue devient presbyte, se trouble ou s'affaiblit par le desséchement du cristallin. On corrige ce vice par l'usage des lunettes, qui procurent la facilité de lire, la nuit comme le jour, dans toute sorte de livres, quelle que soit la grosseur ou la finesse des caractères, et d'écrire sans se fatiguer les yeux. C'est au génie de l'homme qu'on doit l'invention de ces verres, dont les différens degrés sont marqués par des numéros, depuis 3o jusqu'à 2, pour en déterminer le choix. Le numéro le plus inférieur est une espèce de verre à loupe, qui ne convient qu'à une vue très-usée ou à celle qui résulte de l'opération de la cataracte.

La vue est myope lorsqu'on n'aperçoit les objets qu'en les regardant de très-près. On remarque chez ceux qui ont cette incommodité, que la cornée transparente est plus convexe; mais cette convexité diminue avec l'âge, le cristallin s'aplatit, et la vue devient alors plus parfaite. Elle est moins sujette à varier et se conserve plus long-temps que les deux autres; car elle permet de lire et d'écrire sans lunettes, dans l'âge le plus avancé, et même au clair de la lune, ce qui s'observe rarement chez les individus qui ont naturellement la vue bonne ou presbyte.

« C'est pourquoi, dit M. Le Cat, dans » son Traité des Sensations et des Passions, » les vieillards, après avoir employé les » lunettes pendant plusieurs années, se » trouvent tout-à-coup en état de lire sans » ces instrumens. Cet événement leur cause » une grande joie; mais elle est ordinai- » rement d'une courte durée, car la myo- » pic venant de ce que l'œil du vieillard

» se rapetisse et s'aplatit par l'appauvrisse-
» ment et l'épuisement des humeurs les plus
» fluides, telles que l'aqueuse et la vitrée,
» lorsque le progrès du desséchement en est
» au point que le cristallin même y par-
» ticipe, alors il devient plus convexe. Cette
» convexité faisant une réfraction plus
» forte, elle supplée au raccourcissement
» précédent de tout le globe, et tient lieu
» des lunettes qui ramenaient ci-devant le
» faisceau lumineux à ce point rapproché
» du fond de l'œil. Mais une atrophie, un
» desséchement qui atteint jusqu'à un corps
» aussi solide que le cristallin, porte aussi
» bientôt ses derniers progrès dans le tissu
» du système nerveux, source de la vie,
» et ne tarde pas à la faire tarir. C'est
» pourquoi j'ai dit que la joie de ces vieil-
» lards est de courte durée ; cependant voici
» une exception à cette règle :

» Madame Mongin, dame respectable
» de notre ville, a été obligée de porter
» des lunettes à 30 ans ; à l'âge de 70 ans,
» elle les a quittées, et a lu parfaitement à
» l'œil nu les plus fins caractères. Actuel-
» lement elle est dans sa quatre-vingt-dou-
» zième année, jouissant du même avan-
» tage et de l'excellente tête qu'elle a tou-
» jours eue.

» M. Manuel père, chirurgien à Boissy-
» sous-Saint-Yon, nous dit, dans son Mé-
» moire, que M. Lerat quitta l'usage des
» lunettes après 5o ans, et se mit à lire et
» à écrire sans leur secours jusqu'à sa mort,
» arrivée à 102 ans. »

J'ai connu, dans mon pays, un religieux
d ominicain, appelé le père Toulouse, âgé
de 104 ans, qui demeurait au couvent de
Prouille, près de Fanjeaux, aujourd'hui
département de l'Aude. Ce vieillard m'a
dit qu'à l'âge de 5o ans il se servait de
lunettes pour dire la messe, mais que depuis très-long-temps il se trouvait en état
de s'en passer. Ces exemples ne sont pas
absolument rares parmi ceux qui parvien-
nent à une extrême vieillesse.

M. de Lachenal, professeur de médecine
à Bâle, m'a dit qu'il avait de naissance
un œil myope et l'autre presbyte. Quand
il fixait des deux yeux un objet éloigné,
il ne le voyait que trouble, et pour le voir
distinctement, il était obligé de fermer l'œil
myope ; si au contraire il fermait l'œil
presbyte, il ne pouvait distinguer le même
objet qu'en s'en approchant de très-près,
mais il voyait alors avec beaucoup plus de
précision.

Ainsi la vue myope et la vue presbyte

sont peu sujettes à des variations, lorsqu'elles dépendent de l'organisation primitive.

Il est très-prudent de faire usage de lunettes vertes, sur-tout en voyage, lorsque le soleil est trop ardent ou qu'il fait un temps de neige, pour prévenir l'éblouissement et l'affaiblissement de la vue. Je conseille aussi aux dames qui travaillent à des ouvrages fins et délicats, de porter des tabliers verts et de faire tapisser leurs appartemens avec du papier de couleur verte ou bleue de ciel. Ces deux couleurs sont favorables à la vue et ne la fatiguent jamais. C'est ainsi que l'Auteur de la nature, dans sa sage prévoyance, a fait de la première la parure de nos campagnes, et de la seconde celle du firmament.

CHAPITRE XLII.

Des Loupes qui surviennent aux paupières et aux environs de l'œil.

LES loupes des paupières sont ordinairement de petites tumeurs enkystées, toujours remplies d'une matière plus ou moins épaisse.

Elles peuvent venir de causes internes

ou externes ; l'âcreté et l'épaississement de la lymphe, un coup ou une chute y donnent également lieu.

L'anatomie nous instruit qu'il existe sous la peau des paupières de petits corps glanduleux, dont l'obstruction et l'engorgement occasionnent ces tumeurs : il en survient aussi d'une autre nature aux environs de l'œil.

On donne différens noms aux loupes, suivant la matière qui les forme et les parties qu'elles occupent. Ainsi, on nomme *stéatôme*, *méliceris*, *athérôme*, celles qui renferment une matière semblable à du suif, à du miel ou à de la bouillie ; *loupe vésiculaire*, celle qui est formée par une vésicule très-mince et remplie d'une eau claire ; *loupe charnue*, celle qui se développe dans les muscles ; *loupe sanguine*, cette dernière espèce, lorsqu'il s'y rencontre un très-grand nombre de vaisseaux variqueux entrelacés les uns dans les autres, ce qui cause une effusion considérable de sang dans l'opération ; enfin, j'appelerai *loupe angulaire* celle qui se forme au grand angle de l'œil, à cause de sa situation et parce qu'elle comprend souvent l'artère angulaire, qui contribue sans doute à sa formation et à son développement.

L'opération et le traitement qui conviennent au stéatôme, au méliceris, à l'athérôme et à la loupe vésiculaire, sont décrits dans tous les ouvrages des anciens et des modernes. Le procédé opératoire consiste à inciser la peau de la tumeur suivant la direction des fibres, à donner issue à la matière, et à cautériser la membrane qui forme le kyste. On panse ensuite la plaie selon les règles de l'art : le traitement le plus simple en procure promptement la guérison.

Pour opérer la loupe charnue, on fait une incision cruciale sur la tumeur avec un bistouri, et, après l'avoir séparée de la peau, on la traverse avec une aiguille enfilée d'un fil ciré ; on tient d'une main l'anse de ce fil, et de l'autre on cerne la loupe dans toute sa circonférence. On laisse couler un peu de sang de la plaie, puis on la panse avec un plumasseau de charpie, enduit d'onguent basilicum. On renouvelle ce pansement deux fois le jour jusqu'à la guérison, que le malade pourra accélérer par sa docilité à suivre le régime.

L'opération de la loupe sanguine est très-délicate à cause de l'hémorragie qui en est la suite ; mais on parvient à se rendre maître du sang en deux ou trois minutes par l'application d'un plumasseau de charpie, im-

bibé

bibé d'une dissolution de couperose blanche,
qu'on assujétit avec deux compresses et un
bandeau. On panse ensuite la plaie avec
les onguents convenables. J'ai été obligé
quelquefois d'en toucher le fond, à plusieurs
reprises, avec la pierre infernale, pour détruire les chairs fongueuses qui s'y élevaient,
et j'ai réussi, par cette méthode, à guérir
parfaitement trois personnes que j'ai opérées
au mois d'août 1809.

En 1801, à mon retour d'un voyage que
j'avais fait à Bourges où j'avais été appelé,
j'ai eu l'occasion d'extirper une loupe angulaire au sieur Garnier, aubergiste à Sal-
bris. Cette tumeur était placée au grand
angle de son œil gauche ; elle était de la
grosseur d'une poire de Bon-Chrétien, et
suspendue à un pédicule qui avait près d'un
pouce de longueur, et qui favorisait son
balottement sur la joue et sur les lèvres
lorsque le malade faisait quelques mouvemens. Je décidai ce particulier à se soumettre à l'opération, et je le rassurai sur
la crainte qu'il avait de ne pas y survivre.
Après l'avoir fait asseoir, je coupai cette
loupe d'un seul coup de bistouri ; l'artère
angulaire s'y trouva comprise et donna assez
de sang ; mais j'arrêtai facilement cette hémorragie avec un morceau d'agaric et un

bourdonnet de charpie sèche, et j'indiquai
au chirurgien du lieu de faire les pansemens
subséquens avec l'onguent de la Mère, étendu sur un plumasseau de charpie. M. Garnier m'a informé depuis que sa plaie s'était
cicatrisée en huit ou dix jours.

CHAPITRE XLIII.

D'une espèce de galle croûteuse qui sur-
vient à la tête et au front des enfans
nouveau-nés, et leur fait perdre quel-
quefois la vue.

LES enfans nouveau-nés sont sujets à avoir
des rougeurs ou de la crasse à la tête et
au front, et si l'on n'a pas soin de les bassiner de temps en temps avec de l'eau de
sureau ou de l'eau tiède, cette crasse s'é-
chauffe et occasionne bientôt l'éruption d'une
galle croûteuse, qui dégénère même en
teigne et se porte sur les yeux.

Cette maladie est plus commune parmi
les enfans des artisans et des gens de campagne, dont les mères ont un lait âcre ou
salé, par suite de la mauvaise nourriture
qu'elles prennent habituellement, relativement à leur indigence qui ne leur permet
pas de se procurer de bons alimens.

On m'en a très-souvent apporté lorsqu'ils avaient déjà perdu la vue d'un œil et quelquefois même des deux yeux ; cependant il eût été possible de les guérir long-temps avant que cet organe en fût affecté, si j'avais été consulté plutôt.

Voici le traitement qui convient à cette indisposition :

Je prescris à la mère ou à la nourrice de l'enfant de manger beaucoup de laitage, de la soupe ou du riz au lait, du fromage mou, de la soupe aux herbes et aux légumes, en y mettant peu de sel et de poivre. Je lui interdis toute autre espèce de fromage et le porc salé. Je lui fais prendre alternativement pour boisson du petit-lait, de la tisane de chicorée sauvage ou de pissenlit miellée, et sur-tout du bouillon à l'oseille, auquel on ajoute quelques feuilles de poirée. On peut donner à l'enfant les mêmes boissons, et, s'il commence à manger, les mêmes alimens.

On lui lave la tête et le front, trois fois le jour, avec l'eau végéto-minérale tiède, et l'on frotte ses croûtes, sur-tout le soir avant de le coucher, avec la pommade suivante :

On prend quatre onces de sain-doux, dix grains de sel de Saturne, huit grains de mercure doux, neuf grains de fleur de soufre et douze grains de précipité rouge.

On mêle toutes ces substances dans un mortier de verre, et l'on en emploie chaque fois deux ou trois gros, suivant l'étendue du mal. On peut même en mettre sur les paupières si elles sont aussi affectées de cette galle, et les bassiner avec l'eau distillée de fleurs de sureau ou avec l'eau de Goulard, en y ajoutant trois grains de couperose blanche par once.

Ce traitement mérite toute la confiance des médecins et des chirurgiens.

CHAPITRE XLIV.

Du clignotement ou mouvement convulsif des paupières.

LE clignotement est une espèce de mouvement convulsif de l'une des paupières ou même des deux, qui vient d'une grande irritation du genre nerveux, et qui se remarque principalement chez les personnes d'un caractère violent et que la moindre contrariété rend tremblans dans toutes les parties de leur corps.

Cette affection est plus incommode que

dangereuse, car elle est très-facile à traiter et à guérir.

On ordonne les bains légèrement tièdes, les narcotiques, des alimens délayans et rafraîchissans, tels que du riz au lait ou au gras, de la crême d'orge, du poisson de rivière, et beaucoup de légumes, comme des choux, des choux-fleurs, des bouillons et de la soupe aux herbes. On prescrit pour boisson de l'orgeat ou du lait d'amandes, et de temps en temps un peu de vin vieux bien trempé. On applique sur les paupières une compresse imbibée d'eau fraîche, qu'on renouvelle toutes les deux heures. Quand le malade se trouve un peu échauffé, on lui fait une ou deux saignées du bras, et on lui fait prendre souvent des lavemens composés avec la décoction de poirée ou de feuilles de mauve.

A l'égard des personnes du sexe qui sont sujettes aux vapeurs, on leur prescrit d'abord les remèdes qui conviennent au traitement de cette maladie, et ensuite ceux que je viens d'indiquer. (1)

---

(1) Toutes les personnes de l'art sont instruites que le mouvement convulsif des paupières vient d'une affection nerveuse, qu'il faut calmer par le secours des médicamens. Moreau, célèbre

CHAPITRE XLV.

Signes tirés de l'état des paupières et de l'œil dans les maladies graves.

Paul d'Egine et Avicenne ont observé que la clôture imparfaite des paupières des enfans pendant leur sommeil est un signe certain de la présence des vers dans leur estomac et dans leurs intestins.

Suivant Hippocrate, c'est un signe critique ou salutaire lorsqu'un malade a de la difficulté à ouvrir les paupières dans quelques circonstances d'une maladie.

L'engorgement œdémateux des paupières est d'un mauvais présage quand il dure long-temps ; on doit craindre presque toujours une hydropisie générale ou locale.

Aux approches de la mort, les paupières

chirurgien de Paris, n'ayant pu réussir à guérir par les remèdes une personne qui était affligée depuis quelque temps de cette maladie, prit courageusement le parti de couper le nerf de la branche frontale, ce qui fit cesser aussitôt cette incommodité ; mais, pour faire une opération aussi délicate, il faut avoir une connaissance bien précise de la névrologie.

sont ordinairement chassieuses, sales, quelquefois terreuses, ridées et livides.

Les cils offrent un mauvais signe lorsqu'ils se couvrent d'une poussière animale, produite par le desséchement de l'humeur des glandes sébacées de Meïbomius ; le refroidissement du malade, qui accompagne assez souvent ce symptôme, annonce toujours une mort prochaine.

Lorsqu'à la suite d'une ophtalmie chronique, qui a pour cause un vice scrofuleux, les cils se détachent du tarse des paupières, ils ne reviennent plus aux jeunes gens ni aux adultes, qui se trouvent ainsi privés de cet ornement et de l'utilité de ces poils pour la perfection de leur vue.

C'est un signe mortel lorsqu'on aperçoit le blanc de l'œil entre les deux paupières pendant que le malade dort, à moins qu'il ne soit affecté de diarrhée ou dans l'habitude de dormir ainsi.

CHAPITRE XLVI.

Observations sur les effets de l'évacuation de l'humeur aqueuse dans l'ophtalmie, et sur les changemens produits dans la transparence de la cornée par l'augmentation ou la diminution des fluides contenus dans le globe de l'œil.

TEL est le titre d'un Mémoire qui a été publié par M. Wardrop, membre du collége royal de chirurgie d'Edimbourg, et dans lequel ce praticien s'exprime ainsi :

« Il y a quelques années, le docteur
» Barclay, en injectant l'œil d'un jeune
» bœuf avec du mercure, observa que la
» cornée prit tout-à-coup une teinte lai-
» teuse, d'où il conclut que le métal avait
» rempli ses vaisseaux. Ensuite, en pres-
» sant cet œil avec ses mains, la cornée
» reprit bientôt sa transparence ; il en in-
» féra que l'injection avait rétrogradé par
» la pression et par l'élasticité des vaisseaux.
» D'après ce phénomène curieux sur l'œil
» mort, il est évident que, dans le corps
» vivant, la transparence de la cornée se
» rétablit en évacuant l'humeur aqueuse.

» J'avais donc raison de croire qu'il était
» peu à craindre que cette opération eût
» aucune suite désagréable, parce que je
» savais que la cornée ne jouit que de très-
» peu de sensibilité dans son état naturel,
» et que les incisions qu'on y pratique en di-
» verses opérations ne causent presque point
» de douleur, et ne sont suivies que d'une
» légère inflammationde la conjonctive. »

Il rapporte à ce sujet les deux observations suivantes :

« Un gentilhomme, âgé de 21 ans, avait
» un écoulement continuel de larmes et de
» vives douleurs à l'œil et à la tête, avec
» une sensation de plénitude dans l'orbite.
» D'après tous ces symptômes, je fis une
» incision à la cornée avec un bistouri à
» cataracte; l'humeur aqueuse sortit de
» suite, et le malade fut promptement
» soulagé.

» Un jeune homme, âgé de 17 ans, était
» sujet à des attaques réitérées d'une ophtal-
» mie profonde, qui avait cédé à l'appli-
» cation de topiques anodins. Le 28 mars
» 1806, son œil gauche fut affecté de nou-
» veau d'une inflammation violente; l'iris
» était fortement contractée; il y avait un
» écoulement involontaire de larmes, une
» sensibilité extrême à la lumière et une

23*

» grande douleur dans l'œil. J'évacuai
» l'humeur aqueuse, et l'opération ne fut
» presque point douloureuse. Il survint une
» légère rougeur à cet organe, qui dura
» plusieurs jours, et, pendant un certain
» temps, le malade eut encore la vue des
» deux yeux un peu sensible à la lumière;
» mais la douleur et le gonflement ne re-
» parurent plus. »

Ces exemples étant rares, j'ai cru devoir
les placer ici pour l'avantage de l'art.

CHAPITRE XLVII.

Des accidens que la vue éprouve lorsqu'on s'expose à un trop grand éclat du soleil, sur-tout sur un terrain sabloneux, et des moyens d'y remédier.

Il arrive quelquefois, dans l'été, que certains individus se trouvent frappés tout-à-coup par l'éclat du soleil sur un œil ou sur les deux yeux, d'où résulte l'affaiblissement de la vue. Il y en a même qui l'ont perdue tout-à-fait par les éclairs ou par la foudre.

Les accidens qui surviennent ordinairement à la vue par l'éclat du soleil, sont un tourbillon, des étincelles, des feux, ou l'image de cet astre qui semble tourner nuit et jour devant cet organe. D'autres se sentent seulement la vue trouble ou offusquée, et ne peuvent plus supporter l'impression du soleil.

César Auguste fut affligé de cette dernière incommodité. Antoine Musa, son médecin, le guérit en lui appliquant sur les yeux une compresse imbibée de la décoction de bétoine. Musa reçut non-seulement une récompense pécuniaire pour cette cure, mais l'empereur lui fit élever une statue en marbre, qu'on voyait autrefois à Rome.

Archigène, médecin à Rome, contemporain et ami de Galien, faisait grand cas de l'eau fraîche appliquée sur l'œil à la suite du même accident.

Le célèbre Boerhaave rapporte dans l'un de ses ouvrages, qu'un jour où le soleil était brûlant il voulut monter à cheval et traverser des terres sabloneuses, et qu'il se forma une large taie sur l'un de ses yeux, mais qu'il en guérit parfaitement en le bassinant avec de l'eau fraîche. Il a présumé que cette taie, qui l'incommodait beaucoup, avait succédé à une ophtalmie qui lui était venue à cet œil, et il dit qu'en pareil cas l'eau pure et fraîche est un souverain remède.

Je m'avisai, il y a quelques années, de fixer un moment le soleil de l'œil droit, à une heure après-midi ; j'eus à l'instant cet organe frappé de l'image de cet astre, que je vis continuellement tourner devant moi pendant deux jours et deux nuits. Je me délivrai de cette incommodité désagréable par l'application de compresses imbibées d'eau fraîche, que je renouvelais de deux heures en deux heures. Je me suis aperçu depuis que la vue de cet œil était plus faible ; néanmoins, avec des lunettes du numéro 18, je puis lire et écrire sans me fatiguer.

CHAPITRE XLVIII.

De la Cataracte survenue à la suite d'un accès de colère.

ON lit dans la Bibliothèque germanique, médico - chirurgicale , l'observation suivante :

« Le célèbre Desault, chirurgien en chef
» de l'Hôtel-Dieu de Paris, fut dénoncé
» aux représentans du peuple, dans le temps
» où toute la France était en proie à l'anar-
» chie et aux proscriptions. Il fut incarcéré ;
» mais ses amis obtinrent quelques jours

» après son élargissement. Le soir même,
» Desault se trouva en présence de son
» accusateur, qui était chirurgien en sous-
» ordre dans le même hôpital, et voulant
» s'expliquer sur son innocence, il se mit
» dans une si grande colère, qu'il en per-
» dit presqu'aussitôt la vue d'un œil. Le
» lendemain, il fut visité par quelques-uns
» de ses confrères, qui s'aperçurent qu'il
» était affecté de la cataracte. » Je pense
qu'il pouvait bien y avoir aussi une complication de goutte-sereine. Desault ne put
surmonter le chagrin qu'il conçut de cet
événement, et succomba peu de temps
après.

J'ai connu deux individus, l'un à Bâle
en Suisse, et l'autre à Dreux, qui étaient
devenus aveugles par la goutte-sereine la
plus complète, à la suite d'une violente
colère; le premier, parce qu'il venait de
perdre un procès; le second, parce qu'il
voulait empêcher le mariage d'une nièce
orpheline avec un jeune homme qui ne lui
convenait pas.

CHAPITRE XLIX.

Histoire de l'aveuglement de Tobie et de sa guérison, tirée de l'ancien testament, et rapportée par plusieurs auteurs.

Tobie, fils de Tablel, de la tribu de Nephtall ou Nephtali, vivait environ 721 ans avant Jésus-Christ. Ce fut un sage dès son enfance. Il allait de temps en temps à Jérusalem offrir à Dieu les prémices de tous ses biens. Le Seigneur lui donna un fils qui porta son nom. Il en eut un soin particulier pour l'élever dans la crainte de Dieu.

Tant de vertus n'empêchèrent point qu'il ne fût emmené captif à Ninive, avec sa femme et son jeune fils, par Salmanasar, roi d'Assyrie ; mais sa captivité ne lui fit point abandonner la voie de la vérité. Il obtint sa grace du roi Salmanasar, qui lui donna la liberté d'aller par-tout où il voudrait dans son royaume. Tobie n'en profita que pour aller consoler les autres captifs, entre lesquels il y avait, en la ville de Rhagès, un de ses compatriotes. Enfin il revint dans son pays quelque temps après,

Un jour, étant fatigué d'un pieux travail, il se reposa au pied d'une muraille et s'y endormit. Pendant son sommeil, ayant entr'ouvert un moment les paupières, il tomba d'un nid d'hirondelles sur ses yeux de la fiente chaude, qui en ternit l'éclat par des taies ou taches qui s'y manifestèrent, et il en perdit la vue.

Si l'on voulait suivre les principes de la médecine oculaire, il faudrait croire que la fiente d'hirondelle, qui est âcre et visqueuse, avant de causer l'aveuglement de Tobie, lui a d'abord occasionné aux deux yeux une inflammation violente, qui, ayant sans doute été mal soignée dans ces temps reculés, aura dégénéré en ulcères sur la cornée, et se sera terminée par des taies plus ou moins épaisses, qui l'auront ensuite privé de la vue ; car ces sortes de taches ne surviennent jamais que par des pustules, des piqûres, des plaies d'instrumens tranchans, des hypopions ou des inflammations.

Celui qui a écrit le premier l'histoire sainte et celle de Tobie, n'était probablement ni médecin ni oculiste, et ne s'est pas occupé de nous donner tous les détails de cet accident.

Quant à la cure, il est dit que le Seigneur aimait Tobie et sa famille, et qu'il leur envoya l'ange Raphaël, qui indiqua au fils de Tobie de prendre le fiel d'un poisson monstrueux, et de s'en servir pour en frotter les yeux de son père. Il le fit en effet, et Tobie recouvra la vue après quatre ans d'aveuglement.

Le savant Boerhaave parle aussi de cette guérison, et désigne l'anguille et le brochet comme les poissons dont le fiel est le meilleur pour faire disparaître les taies.

CONCLUSION.

LES maladies des yeux varient en général suivant les tempéramens. Elles sont, comme toutes les autres maladies qui affectent le corps humain, aigues ou chroniques, légères ou graves.

Tous les procédés opératoires et les traitemens que j'ai indiqués pour leur guérison, dans le cours de cet ouvrage, sont fondés sur l'expérience que j'ai acquise de leur efficacité, soit dans les hôpitaux où j'ai exercé mon art pendant dix ans, soit dans les différentes villes de la France et de la Suisse que j'ai parcourues en praticien et en observateur. Je crois même pouvoir me flatter d'avoir publié des faits de pratique

inconnus

inconnus jusqu'à ce jour, et d'avoir donné une nouvelle étendue à la théorie de cette science.

Je désirerais, pour le bien de l'humanité, devenir un nouvel Hippocrate pour le traitement des maladies des yeux, et posséder, dans cette partie, les connaissances sublimes que ce grand médecin avait des maladies internes. Je dirai comme un auteur : « Si » un homme de l'art m'attaque sans raison » et impoliment, il ne recevra de moi qu'un » profond silence ; mais au contraire, s'il » doute pour son instruction de quelques » articles que j'ai avancés, il n'a qu'à me » le faire savoir, je répondrai avec un sen- » sible plaisir à toutes les objections qui me » paraîtront dignes de quelque attention. » Si mes observations sont favorablement accueillies par mes confrères et par les personnes d'un talent reconnu, ce sera pour moi un nouvel encouragement à redoubler de zèle et de travail pour perfectionner le traitement des maladies d'un organe qui nous est si précieux.

FIN.

TABLE

DES CHAPITRES.

PREMIÈRE PARTIE.

SECONDE PARTIE.

24*

FIN DE LA TABLE DES CHAPITRES.

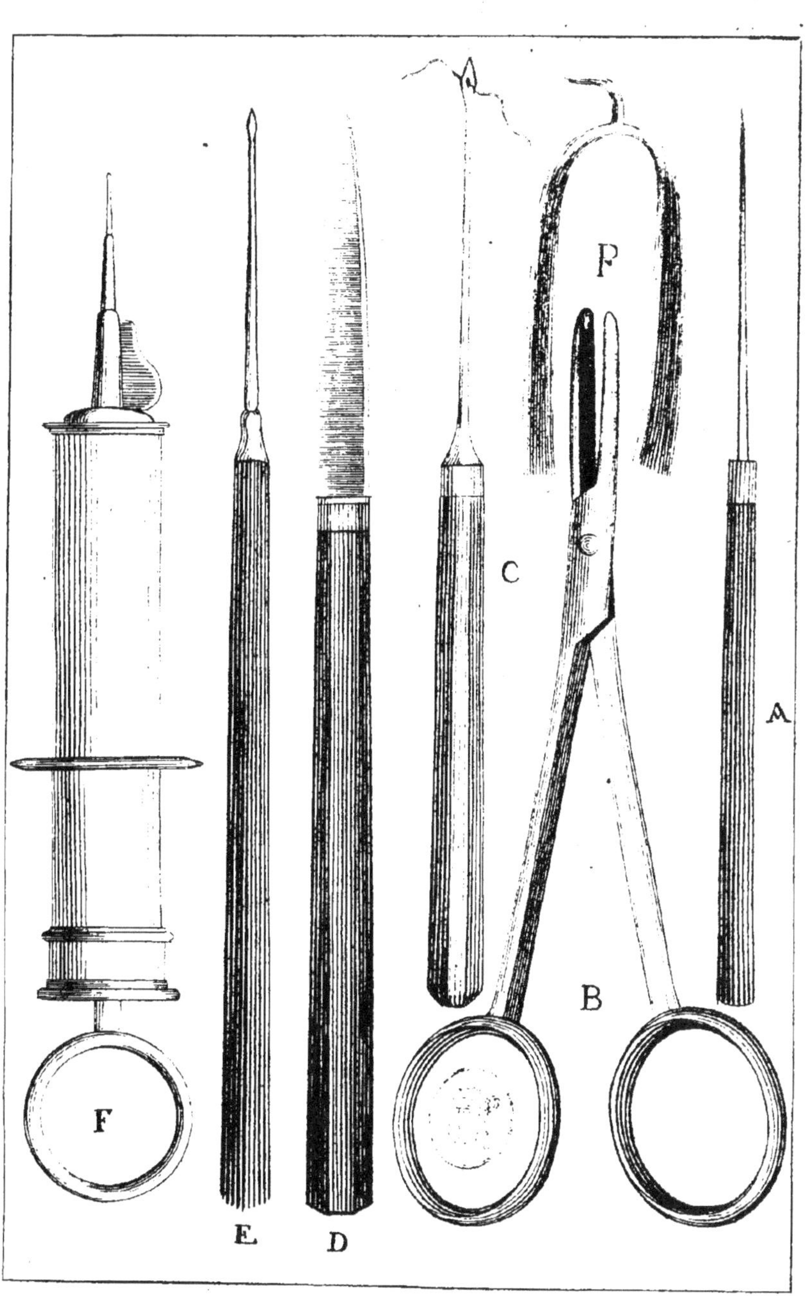

F
E
D
C
B
A
P
F

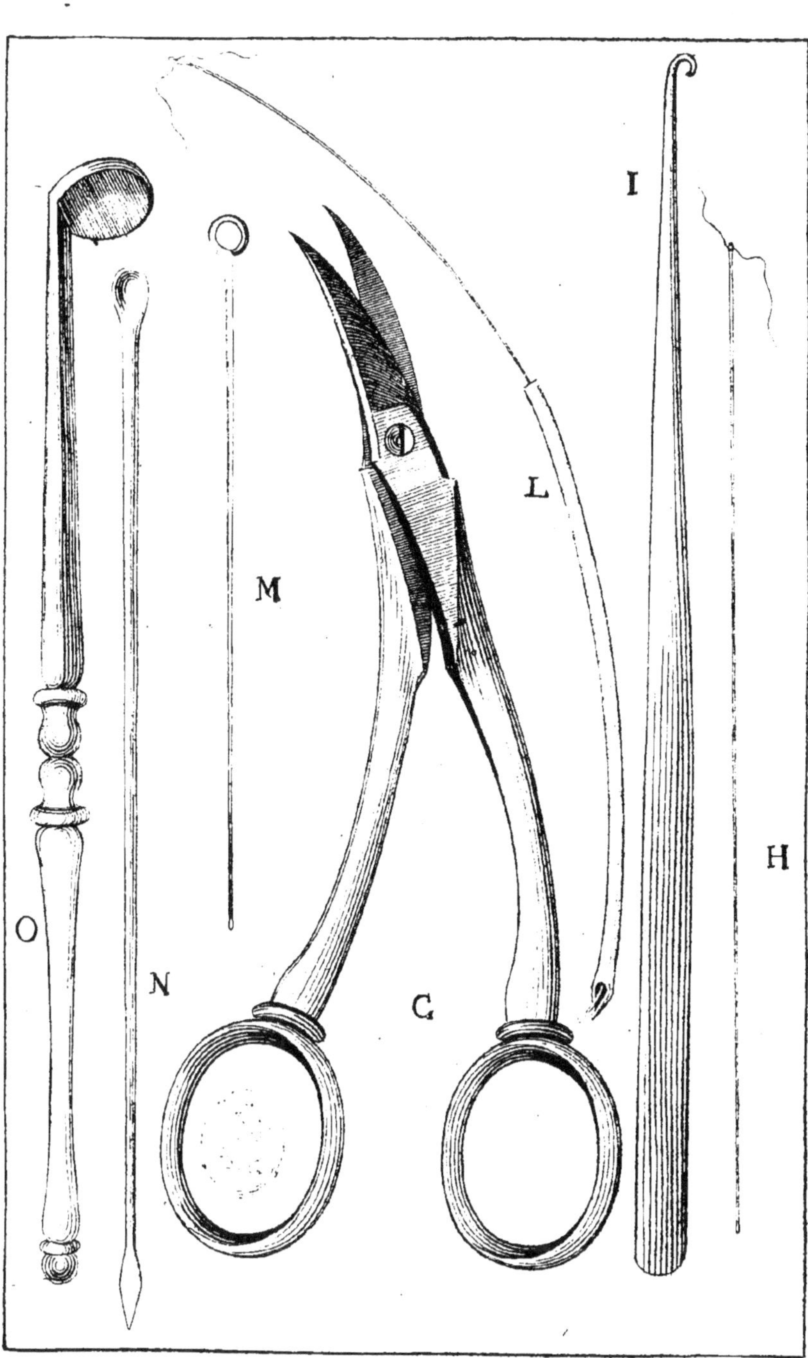

I
L
M
H
O
N
G

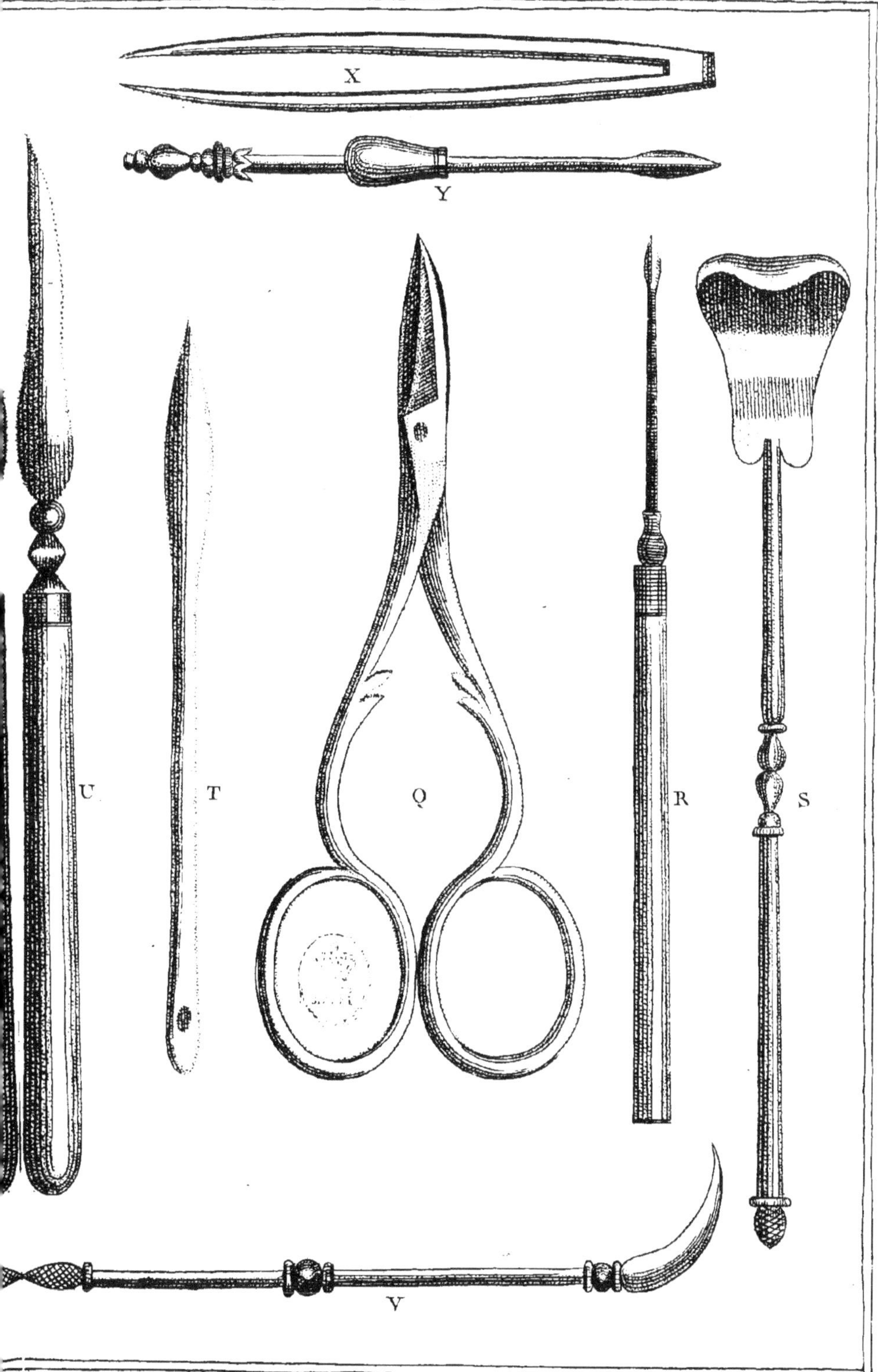

X
Y
Q
R
S
U
T
V

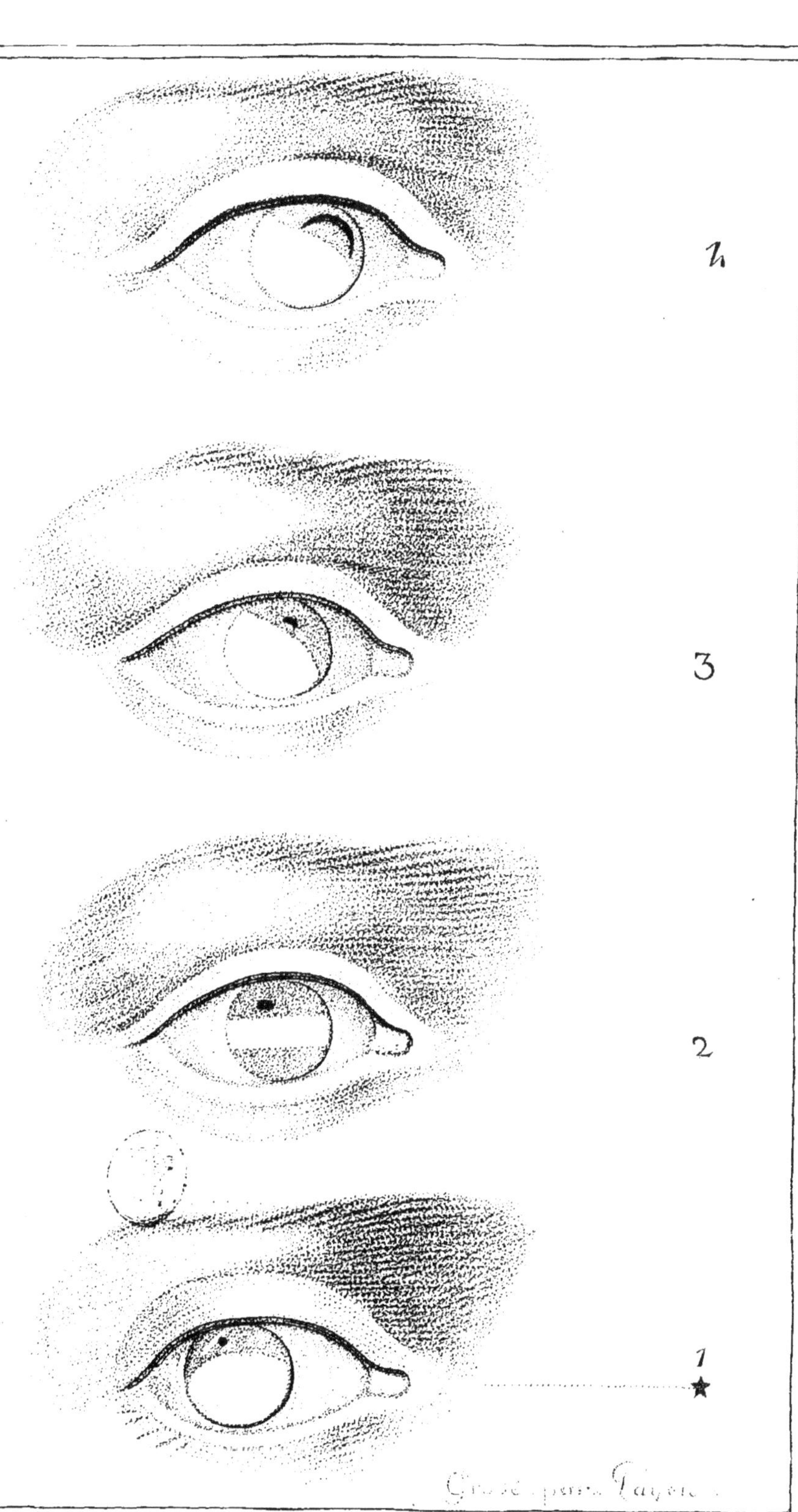

4

3

2

1
★

MÉMOIRE

SUR L'ALLAITEMENT ARTIFICIEL

DES ENFANS NOUVEAU-NÉS.

La Société royale de Médecine, en 1788, ne demanda point, dans son Programme, qu'on tentât de nouvelles expériences, mais seulement qu'on lui fît le récit des essais qu'on avait faits jusqu'alors. J'envoyai les miens, de Caen, peu de temps après, à M. Vicq-d'Azir, dans une lettre anonyme, où ma devise portait : *Artem experientia fecit.* Depuis ce temps-là, j'ai augmenté ce Mémoire de beaucoup, et j'y ai ajouté d'autres maladies et traitemens.

Conséquemment je dirai que lorsqu'une mère aura éprouvé un accouchement laborieux, et que les symptômes douloureux auront détruit d'une manière sensible la bonté de son lait, ou qu'elle en sera peu fournie naturellement pour nourrir son enfant, elle le fera allaiter de la manière qu'il en sera parlé plus bas.

C'est d'après l'expérience et le bon succès

que j'ai obtenu sur un de mes enfans, qui se porte bien, que j'ai enseigné depuis cette époque ma méthode à plusieurs pères et mères, laquelle a parfaitement réussi de même envers leurs enfans ; ils m'en ont témoigné toute la reconnaissance possible. La voici :

Prenez constamment le même lait d'une jeune vache ou chèvre, que vous couperez avec autant d'orge mondé ou commun, après avoir jeté la première ébullition de ce dernier. Vous en donnerez à l'enfant par intervalle, tiède ou froid, soit avec la cuiller, soit à l'aide d'un biberon.

Au bout d'un ou deux mois, en suivant le tempérament plus ou moins délicat de l'enfant, vous essayerez à lui donner le lait tout pur, et insensiblement vous l'accoutumerez à prendre deux ou trois fois par jour de la bouillie légère, laquelle sera faite avec le pain blanc, que je préfère, étant infiniment meilleur que la simple farine de froment qu'on emploie dans ce pays ; laquelle farine, cuite avec le lait, n'est absolument qu'une colle qui empâte l'estomac des enfans, où la digestion lente et difficile qui se fait occasionne à ces petits innocens de violentes coliques plus ou moins répétées.

(3)

En Languedoc , en Provence et autres pays, par la rareté du lait, on nourrit presque tous les enfans avec la bouillie de pain , faite à l'eau, à laquelle on ajoute un grain de sel, une gousse d'ail et une cuillerée d'huile d'olive. Ce procédé tout simple n'empêche nullement que les enfans ne s'en trouvent bien, puisqu'on les voit plus robustes et plus forts que dans ce pays-ci.

Quant aux coliques, tous les nourrissons y sont sujets. La nature les occasionne par la nécessité de leur accroissement, comme celles de la distention des fibres de leur estomac et des intestins , etc. On peut les adoucir en leur faisant prendre par fois un peu de vin rouge ou blanc , sucré et tiède ; on peut leur donner aussi de la confection d'hyacinthe dans de l'eau de mélisse : tous ces petits moyens les appaisent. Si ce sont des coliques venteuses, on les fait passer en frictionnant leur ventre avec un peu de flanelle ou un linge fin ; on entend leurs vents disparaître par le fondement. Pour les coliques occasionnées par des glaires âcres qui irritent l'estomac et les intestins, on leur donne à boire de l'eau miellée, et on les purge avec une demi-once de sirop de fleurs de pêcher et une cuillerée d'huile d'olive ; on y ajoute quatre grains de mercure doux si l'on soupçonne des vers.

Quelquefois ils ont le ventre dur et tendu, et n'évacuent point ou difficilement leurs excrémens ; il faut alors leur donner des lavemens avec l'eau miellée : les flanelles trempées dans l'eau de son ou de guimauve et appliquées sur le bas-ventre leur sont d'un grand secours, de même que les bains tièdes, quand ils sont échauffés.

Quand ils ont atteint l'âge de quatre ou cinq mois, on leur donne à manger un peu plus, soit du riz au lait, du vermicel ou de la semouille, soit de la crême d'orge et des œufs mollets.

A l'âge de sept, huit ou neuf mois, on peut leur donner modérément de la soupe grasse ou maigre, des légumes, des pommes ou poires cuites et autres fruits, suivant la saison. A mesure qu'ils grandissent, on peut augmenter leurs alimens suivant la force de leur tempérament.

A douze ou quinze mois, ils sont plus sujets à avoir des vents, des diarrhées bilieuses ou glaireuses et autres symptômes de maladies ; il faut les purger avec six gros ou une once de sirop de chicorée composé de rhubarbe ; on peut y joindre quatre grains de jalap, sept à huit grains de poudre aux vers et deux cuillerées d'huile d'amande douce ou d'olive ; on mêle le tout ensemble dans une bouteille, et on leur fait prendre cette médecine par cuillerée tous les quarts-d'heure. Ou bien prenez huit grains de poudre aux vers, six grains de rhubarbe et quatre grains de mercure doux ; incorporez le tout dans de la confiture ou de la pomme cuite, que vous leur ferez avaler le matin à jeun. On peut leur donner aussi des lavemens à l'eau de son ou avec du lait, dans lequel on fait bouillir deux ou trois gousses d'ail. Si toutefois l'indisposition de l'enfant devenait plus grave, il faudrait alors recourir à un médecin.

Toutes les indications et formules que je prescris avec la méthode de nourrir les enfans avec le lait artificiel, tout ceci n'est pas nouveau ; mais chacun présente ses observations comme il l'entend. Mon Mémoire n'est qu'un avertissement salutaire aux pères et mères pour prévenir les maux qui pourraient affliger leurs enfans, comme on le verra plus bas.

Voici des preuves authentiques de l'efficacité du lait des animaux :

Je connais six enfans à un particulier vivant à la campagne, qui ont été nourris constamment avec du lait de chèvre pris au pis de l'animal. Ils ont eu la rougeole et la petite-vérole sans en être marqués; ils sont frais, bien portans, d'une belle stature, et ont beaucoup d'esprit.

Le fils d'un notaire d'Orléans n'ayant pu être nourri du lait de sa mère que pendant quelques mois, on lui a donné le lait de vache, tantôt à la cuiller et tantôt en bouillie avec le pain blanc ou le vermicel. Cet enfant, qui a aujourd'hui plus de huit ans, est devenu gros et fort comme un petit Hercule.

La femme d'un horloger de la même ville, dont le tempérament est très-délicat, a eu successivement deux enfans qu'elle n'a pu nourrir de son lait que pendant deux ou trois mois. Son aîné a tété une jeune chèvre qu'on gardait à la maison, et le plus jeune a été nourri avec le lait de vache pris à la cuiller. Ces deux enfans jouissent de la santé la plus parfaite.

Par ce brillant succès je considère qu'un bon lait rend le sang pur et nous donne par conséquent la santé, en écartant les maladies dangereuses qui nous menacent.

Pénétré de justes lumières dans l'exercice de l'art, si je ne craignais de trop fixer mes désirs, je conseillerais de faire nourrir presque toujours les enfans par le secours

avantageux

avantageux du lait des animaux ; mais dans la nature il n'y a pas de règle sans exception , et je dois poser ici une limite ou détermination. La voici :

Je dirai sans partialité qu'une mère qui sera bien constituée , bien nourrie d'alimens sains , douée de qualités vertueuses , et qui aura du bon lait et en suffisante quantité pour nourrir son enfant, doit le faire : d'ailleurs, c'est un devoir que la nature lui impose.

Mais j'ai observé malheureusement trop souvent que quoiqu'une mère ait suffisamment de lait et de bonne qualité pour nourrir son enfant, si, au lieu d'être modérée et vertueuse, elle s'est adonnée à des plaisirs fatigans, ou aux voluptés de la concupiscence , ou à d'autres passions de l'ame, telles que la jalousie, la haine, la colère, etc., ou à une nourriture mal-saine , ou à une boisson démesurée de vins et de liqueurs , cette vie déréglée influera sur sa santé et sur celle de son nourrisson.

Combien d'enfans ne voit-on pas succomber tous les jours par la nourriture d'un lait perverti, troublé et échauffé, qui leur est donné par leur mère ! et si ces malheureux survivent à ce poison, vous les voyez, pour l'ordinaire, accablés de fièvre qui les traîne à une maladie de consomption, ou ils deviennent quelque temps après noués ou bossus, scrophuleux, teigneux, ou affectés de maladies invétérées de l'œil.

Ah! mères perfides et dénaturées, par vos désirs effrénés vous transgressez à-la-fois les lois de la nature et de la saine raison, et vous êtes cause que l'espèce dégénère tous les jours de la vigueur de nos premiers pères.

Combien ne voit-on pas encore de pères et de mères donner facilement leurs enfans à des nourrices mercenaires, sans préalablement connaître si vraiment elles ne sont point affectées de quelques maladies apparentes ou occultes! Cependant je puis assurer que toutes ces femmes, la plupart tristes, indigentes, sales et mal nourries, cachent avec soin toutes leurs infirmités et même jusqu'à leur grossesse. Il s'ensuit de là que les nourrissons, en suçant leur lait vicié, contractent des maladies étrangères qui se développent peu de temps après ou par succession de temps; et, par ce fatal présent, elles sont cause qu'ils traînent une vie languissante à laquelle la mort serait infiniment préférable.

On observe tous les jours, par le peu de zèle et de prévoyance des nourrices, qu'en laissant souvent les enfans seuls, ils tombent et s'écrasent le nez, ou se précipitent dans l'eau, ou se jettent dans le feu, qui non-seulement les estropie de leurs membres, mais leur ravit encore par fois la beauté et la vue.

Je n'ai vu que trop souvent des nourrissons aveuglés par le fléau du feu ; les cris et la désolation des pères et mères m'attendrissaient quand je prononçais l'incurabilité de leur vue : ces exemples frappans et malheureux arrachaient des larmes à tous les assistans.

Je suis persuadé d'avance que mon Mémoire ne s'accordera pas avec l'usage des Parisiens, qui, sous prétexte de leurs occupations et de leurs affaires de commerce, envoient presque tous leurs enfans au loin dans la campagne ; mais ces nourrissons ne sont pas tous heureux, bien s'en faut.

Un de mes frères qui habite Paris ayant suivi ce fatal usage, on lui rendit son enfant aveugle par la goutte-sereine, parce que la nourrice habitait une chambre froide et humide. Cet enfant a succombé après avoir langui pendant deux mois par une fièvre continue.

Il y a environ 26 ans qu'une femme de la commune d'Ingré étant venu chercher un nourrisson à Orléans, quand elle fut hors de la ville, elle le mit dans son tablier de gros drap ; l'enfant pleura plusieurs fois, mais la nourrice ne fit aucun cas de ses pleurs et le trouva étouffé dans son tablier en arrivant à sa maison.

Voilà comme se fait la destruction des enfans chez les nourrices ; les uns périssent promptement, d'autres par des maladies qu'ils contractent ou par la fatalité des accidens qui les estropient.

Pères et mères, vous aurez des regrets douloureux pour n'avoir pas prévu leur malheur, et vous recevrez un jour des reproches amers de la part d'un fils malheureux.

Hélas ! il me semble l'entendre prononcer le sentiment de son triste sort ! « Oui, » vous dira-t-il, votre devoir était de sui- » vre la loi que la nature vous prescri- » vait. Si vous m'avez donné la vie, c'était » pour me faire jouir de toutes les facultés » animales, au lieu que je suis, par votre » faute, un être inutile à la société et à la » patrie, et la mort me serait cent fois » plus douce que ma fatale existence. » Ceci fait voir que si la nature a donné des mamelles à la femme, c'est pour nourrir le fruit de son hymen, en y joignant le zèle et la surveillance.

On voit les animaux suivre la loi que la nature leur inspire ; ils ne forment jamais de projets ambitieux, et ne se livrent point à des plaisirs déréglés ; ils vivent sans alarmes et dans une oisiveté innocente, et nous autres nous n'avons absolument de l'esprit et de la raison que pour nous faire souffrir.

Je suis donc d'avis que le lait des animaux convient infiniment mieux pour nourrir les enfans que celui des femmes nourrices, en ce qu'il est toujours le même, succulent, restaurant, rafraîchissant, et nous met à l'abri d'une grande partie des maladies qui nous environnent, maladies qui n'ont d'autre principe que le mauvais lait qu'on nous a donné dans le bas-âge, et qui nous font succomber avant le temps prescrit par la nature.

Voici un fait qui prouve d'une manière évidente que la santé du corps provient du bon lait qui nous a été donné dans le commencement de notre existence :

Nous sommes neuf frères et sœurs parfaitement bien portans et exempts de toute infirmité, parce que nous avons été nourris du lait d'une mère saine et vertueuse (1),

____

(1) Ma mère nous a nourris chacun de son

et si l'on nous avait mis en nourrice, quelqu'un de nous aurait immanquablement contracté quelque maladie étrangère qui le ferait souffrir.

Je prouve par cette observation que les enfans issus de père et mère bien sains, et nourris du lait maternel ou de celui d'animal avec tout le zèle qui convient, doivent jouir d'une santé aussi bonne que ceux qui leur ont donné le jour.

Ah ! mères chères et naturellement tendres, si vous pouvez nourrir vos enfans, faites-le ; vous en retirerez de grands avantages non-seulement pour votre santé mais encore pour prévenir les funestes ravages d'un lait quelquefois abondant, que vous ne pourriez tenter de faire disparaître par l'effet des remèdes sans courir le risque d'éprouver des maladies dangereuses et peut-être d'y succomber pour n'avoir pas nourri.

Néanmoins, s'il y avait chez vous de l'impossibilité, soit par un tempérament trop délicat, soit par d'autres causes contre

lait pendant deux ans, et a vécu jusqu'à 77 ans. Mon père est mort d'une indigestion à l'âge de 86 ans ; il n'avait jamais éprouvé aucune maladie ni infirmité.

nature, faites nourrir alors vos enfans de préférence par la méthode que j'ai ci-dessus prescrite ; vous serez sûres, si vraiment vous êtes saines ainsi que vos maris, que vos enfans le seront de même, et l'on dira de vous à juste titre :

> Bonnes mères, tendres épouses,
> Pleines de vertus et d'appas,
> De nourrir leurs enfans elles furent jalouses,
> Mais le tempérament ne les seconda pas.

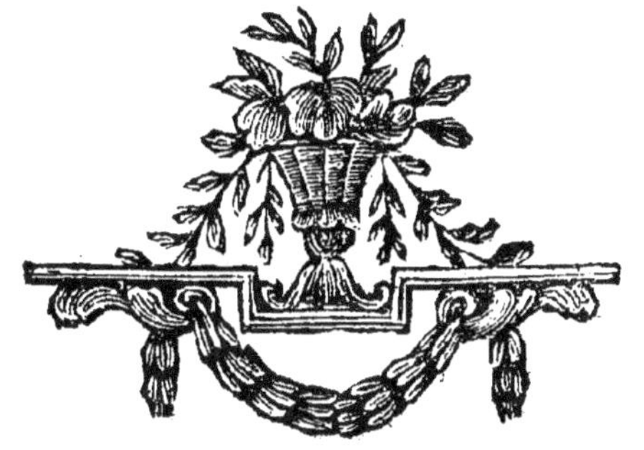

DE LA DENTITION.

Consacré par état au service du public, je pense qu'il est encore de mon devoir de faire part à la société des symptômes dangereux de la dentition chez les enfans et des moyens d'y remédier.

Tout le monde sait que la sortie des dents chez les nourrissons se manifeste aux uns plutôt et à d'autres plus tard ; mais je dirai avec vérité que c'est une maladie très-douloureuse et même plus dangereuse qu'on ne le pense, et l'on a trop négligé jusqu'à ce jour d'y apporter le vrai remède.

On n'ignore pas cependant que la gencive est d'une sensibilité extrême quand la dent doit percer cette membrane naturellement ; mais ce n'est pas avec des remèdes de commères ni avec des hochets qu'on parvient à faire sortir plutôt les dents ; au contraire, ce moyen fatal et trop ancien ne fait qu'endurcir la gencive, qui était tendre auparavant. C'est la nature qui doit remplir ce devoir, et quand elle y manque, l'art doit y suppléer.

Pères et mères, soyez bien convaincus

que lorsque la gencive reste trop long-temps
enflée et trop douloureuse , ce qu'on connaît
par les cris souvent répétés des enfans , si
vous négligez de la faire inciser par une
personne de l'art, vous verrez survenir à
vos nourrissons des convulsions affreuses ,
qui occasionneront le désordre des esprits
vitaux, qu'il faut éviter autant qu'on le
peut ; car le concours des actions vitales
ne peut se maintenir alors dans un équilibre parfait ; les ressorts s'affaiblissent insensiblement , et les enfans succombent dans
un âge encore tendre , ou deviennent infirmes.

Ambroise Paré , le plus célèbre chirurgien du 16.ᵉ siècle , connaissait très-bien le
grand avantage de cette opération. Il nous
dit qu'il incisa la gencive sur la dent à tous
ses enfans, en présence d'une princesse et
du médecin du roi , afin que leurs dents
sortissent avec plus d'aisance , ce qui réussit.
Il nous fait encore part qu'un enfant du
duc de Nevers succomba à l'âge de huit
mois, parce qu'il ne lui avait percé aucune
dent. Il fut requis par le père de l'enfant
pour faire l'ouverture du corps, afin de
connaître la cause de sa mort. Il n'en trouva
aucune, si ce n'est qu'il avait les gencives
fort dures , grosses et enflées ; les ayant

coupées par-dessus, il trouva toutes les dents prêtes à sortir ; d'où il fut conclu par les médecins présens et par lui que la seule cause de sa mort était que la nature n'avait pas été assez forte pour percer les gencives et pousser les dents déhors, par la raison qu'elles étaient trop dures, et plus même qu'elles ne doivent l'être dans un âge plus avancé.

Voilà la plus sublime observation qu'on puisse remarquer : elle nous fait voir d'une manière évidente que tous les remèdes indiqués par les auteurs, tels que la cervelle de lièvre et de porc, l'huile d'amande douce, le beurre frais, etc., sont insuffisans quand la gencive se trouve dure et épaisse. Le moyen le plus sûr est de faire une incision cruciale sur la dent même ; cette opération calme aussitôt les accidens.

Les habitans de la campagne, qui se trouvent éloignés des chirurgiens, peuvent ouvrir eux-mêmes la gencive de leurs enfans jusqu'à la dent avec une pièce de monnaie ou un canif ; ils étancheront ensuite le sang qui se sera écoulé dans leur bouche avec un petit linge trempé dans l'eau tiède.

La théorie de l'art doit s'accorder avec la pratique et nos lumières avec l'expérience. Les enfans apportent en naissant le germe des maladies : voilà pourquoi ils méritent notre attention et notre surveillance, sur-tout à l'époque de la dentition ; car s'ils survivent aux assauts des convulsions, ils deviennent ordinairement paralytiques d'un bras ou d'une jambe, ou des extrémités inférieures ; ils perdent quelquefois un œil ou les deux yeux par la goutte-sereine ; ils deviennent encore louches, boiteux ou tortus, et souvent faibles d'esprit.

Trente-six ans de pratique sur toutes les parties de la médecine ne m'ont fait voir que trop souvent les effets sinistres de la dentition des enfans dans le bas-âge.

Si les personnes de l'art ont négligé quelquefois de pratiquer cette opération si simple, c'est qu'elles n'ont pu vaincre les préjugés du vulgaire. Que Dieu bénisse ces malheureux infirmes ! il s'en présente tous les jours devant mes yeux.

J'ai deux voisins, dont le plus âgé a le bras droit paralysé, et le plus jeune la jambe gauche et le pied qu'il traîne en marchant. Un frère de ce dernier mourut à onze mois dans les convulsions ; on s'était aperçu avant sa mort qu'il était devenu paralytique d'un bras et d'une jambe.

Un tailleur d'Orléans, d'une belle stature, a une cuisse et une jambe complètement paralysées ; son fils, qui m'a consulté, a éprouvé aussi des convulsions qui lui ont rendu les yeux louches et la vue faible.

Une femme de la Beauce m'ayant amené deux de ses enfans pour me les faire voir, je reconnus à l'instant qu'ils étaient affectés de la goutte-sereine.

J'ai vu à Montpellier la fille d'un forgeron devenir borgne et boiteuse en trois convulsions.

Hommes de l'art, interprètes de la nature, nous devons propager honorablement nos connaissances. N'oublions pas la manière sage et circonspecte avec laquelle il faut traiter, afin de soutenir l'homme dans son équilibre ou dans son intégrité naturelle. Tâchons de renverser les préjugés funestes qui existent encore parmi le peuple ignorant. En un mot, nous sommes les ministres du corps humain pour lui donner la santé et une longue vie.

DE LA SECTION DU FILET DE LA LANGUE.

APRÈS avoir parlé des accidens funestes qui accompagnent la sortie des dents, je vais faire connaître ceux qui succèdent à la section du filet de la langue, et qui sont même quelquefois assez graves et assez dangereux pour compromettre la vie d'un nourrisson, lorsque cette opération a été faite sans attention, comme il est arrivé à plusieurs maîtres de l'art.

Voici un exemple d'un enfant qui a été la victime d'une semblable maladresse :

Une mère de famille d'Orléans me fit voir, il y a environ trois ans, son nourrisson, âgé de six semaines, auquel un chirurgien avait coupé le filet trop profondément sous la langue, en sorte qu'il lui était survenu un chancre douloureux qui le faisait continuellement crier et l'empêchait de tetter. Je conseillai aussitôt à la mère de lui faire boire du lait coupé avec partie égale de décoction d'orge mondé, et de lui donner de temps en temps une petite cuillerée de sirop de mûres, délayé dans un peu d'eau tiède. Vingt-quatre heures après, je le fis mettre dans un bain d'eau de son. Ces remèdes furent continués pendant plusieurs jours; mais la fièvre persistant et cet enfant étant exténué par les souffrances aigues que l'état d'inflammation violente de sa bouche lui faisait sans cesse éprouver, le chancre prit une couleur livide et il succomba après les tourmens les plus douloureux.

Les praticiens savent que cette bride ligamenteuse est très-sensible, et qu'il faut bien prendre garde de la tirailler en la coupant; c'est ce que j'ai toujours recommandé à mes collègues, ainsi que de ne pas permettre aux sages-femmes de l'inciser à coups d'ongle, mais avec de petits ciseaux droits, comme je l'ai fait plusieurs fois avec succès.

Ambroise Paré ne s'étend pas beaucoup sur cette opération; il dit seulement que lorsqu'elle est mal faite elle peut occasionner la mort des enfans.

Dionis rapporte l'observation suivante dans son Cours d'Opérations de chirurgie:

« Un fameux chirurgien de Paris coupa
» le filet à un enfant qui avait été attendu
» avec impatience et reçu avec joie comme

» un riche héritier ; mais cette consolation
» ne dura guère aux parens , l'enfant
» n'ayant pas long temps joui de la lumière,
» parce que le chirurgien ne croyant pas
» avoir ouvert une des ranules en lui cou-
» pant le filet , s'en alla aussitôt qu'il l'eut
» vu tetter avec facilité ; et la nourrice
» ayant remis l'enfant dans son berceau
» après qu'elle l'eut suffisamment allaité ,
» il continua de mouvoir ses lèvres comme
» s'il tettait encore , à quoi on ne fit pas
» d'attention , vu qu'il y a quantité d'en-
» fans qui font ce mouvement par habi-
» tude en dormant. C'était néanmoins le
» sang qui sortait de la veine , qu'il ava-
» lait à mesure qu'il le sentait dans sa
» bouche : la sortie de ce sang était encore
» excitée par le sucement qu'il fit jusqu'à
» ce qu'il n'y eût plus de sang dans ses
» vaisseaux , et on ne s'en aperçut que par
» la pâleur et la faiblesse de l'enfant, qui
» mourut peu d'heures après : on l'ouvrit
» et on trouva qu'il avait avalé tout son
» sang, dont son estomac était rempli. »

Dionis ajoute qu'il n'a cité cette observation que pour avertir les chirurgiens de
ne pas tomber dans une pareille inadver-
tance.

On lit dans le N.° 38 des Annales de

Littérature étrangère une lettre écrite par le docteur Thomas Derman à son collègue Batty , pour le convaincre du danger de couper le filet de la langue aux enfans. Ce médecin est dans l'opinion qu'ils naissent tous avec la langue bridée, ce qui est une grande erreur , car lorsqu'ils ne peuvent exercer le mouvement de succion , on peut assurer qu'ils ont le filet.

Tous les gens de l'art savent que le frein de la langue est destiné à contenir cet appendice dans les bornes naturelles , et à régler ses mouvemens pour modifier la parole et la voix. Ce filet paraît quelquefois plus court chez des enfans que chez d'autres ; mais la fréquence des mouvemens suffit souvent pour l'alonger au point nécessaire, et quand bien même il s'étendrait jusqu'à l'extrémité de la langue en y formant une légère dentelure , cela n'empêcherait pas l'enfant de tetter et de parler.

Le docteur Thomas soutient qu'il ne s'est jamais trouvé dans la nécessité indispensable de couper le filet à aucun enfant, et que s'il a fait quelquefois cette opération, c'était seulement pour condescendre à la prévention des parens , et les empêcher de recourir à des gens inhabiles. Il croit même que l'on peut toujours s'en dispenser.

Pour

Pour moi , je me borne , en pareille circonstance , à diviser le bord du filet , et
j'abandonne le reste à la nature et à l'action de la langue ; par ce moyen on évite
tout danger.

Quand l'homme de l'art a le malheur
d'occasionner une hémorragie grave en divisant sans précaution ce ligament , il est
presque impossible de faire la ligature des
vaisseaux , et l'application des styptiques
est quelquefois insuffisante. Il faut alors
employer le cautère actuel ; mais cette dernière ressource étant très-douloureuse pour
les enfans , je pense qu'on peut encore y
suppléer avec succès par l'esprit de vitriol
ou le beurre d'antimoine.

J'ai coupé le filet à un grand nombre
d'enfans , mais je n'ai jamais eu la mal-
adresse d'ouvrir les vaisseaux. Il vaut mieux
le couper un peu plus superficiellement que
de risquer de causer la mort d'un enfant
en incisant trop au-dessous de la langue
cette membrane délicate. En général , cette
opération n'est jamais suivie d'accidens
lorsqu'elle est faite par la main d'un homme
instruit.

DE L'AMPUTATION DE LA LUETTE.

BEAUCOUP de personnes sont sujettes à un relâchement ou chute de la luette, qui gêne non-seulement la déglutition de la salive, mais encore celle des alimens.

J'ai éprouvé moi-même pendant long-temps ce dérangement, et je vais faire part de la manière dont je m'en suis guéri.

J'avais employé d'abord les gargarismes et un grand nombre d'autres remèdes indiqués dans cette circonstance ; mais ils ne me soulageaient que momentanément, et bientôt la luette se relâchait de nouveau. Ennuyé de cette incommodité, l'impatience me prit un matin ; je saisis une paire de ciseaux longs et bien tranchans, et m'étant placé devant un miroir, je me coupai le tiers de la luette. Je crachai de suite et en différentes fois environ une demi-once de sang. Je gardai le repos, et me gargarisai la bouche avec une décoction de plantain. Je ne pris pour toute nourriture, pendant trois à quatre jours, que de la soupe grasse, du riz au lait, du vermicel et des pruneaux cuits : des alimens plus solides irritaient la plaie dans la déglutition. Ma boisson ordinaire fut le sirop de capillaire à la fleur d'orange avec beaucoup d'eau tiède. Huit jours après, je fus entièrement guéri.

Depuis quinze ans que je me suis amputé cette portion de la luette, cet appendice conserve sa longueur naturelle, et son relâchement n'a plus lieu.

J'engage les personnes qui auront la même incommodité à suivre mon exemple et à se soumettre à cette opération, lorsque les remèdes qu'ils auront employés ne les auront pas guéris. Elle n'est ni douloureuse ni dangereuse quand on est bien sain et que l'on prend comme moi toutes les précautions convenables.

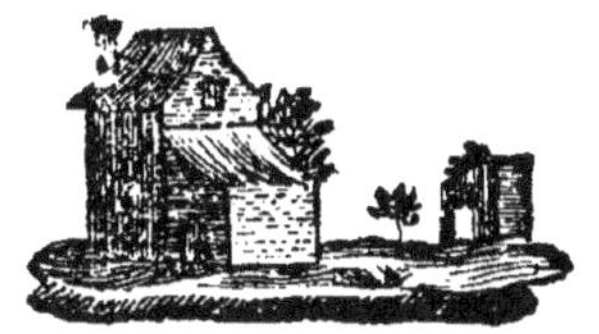

OBSERVATION

Sur l'extraction d'un gravier qui s'était arrêté dans le milieu du canal de l'urètre d'un enfant de l'âge de sept ans.

DANS l'été de l'année 1787, je fus invité par un chirurgien à aller diner à sa maison de campagne. Pendant le repas, une femme de la classe indigente vint, toute éplorée, réclamer ses secours pour son fils qui ne pouvait uriner. Ce chirurgien lui répondit qu'il était fatigué des courses qu'il avait déjà faites, mais qu'il irait le voir le plutôt qu'il pourrait. Je réfléchis alors sur les accidens que ce retard pouvait occasionner et sur les progrès rapides que font ordinairement les maladies de la vessie, et j'offris à mon collègue d'y aller à sa place. Il y consentit, et m'étant muni de ma boîte d'instrumens, je me rendis de suite auprès de cet enfant pour lui procurer du soulagement.

Ce petit malade se roulait sur son lit ; il avait de la fièvre et le visage très-enflammé. Je lui demandai où était le siége de son mal ; il me montra avec son doigt que c'était au milieu de la verge. Je pris un stylet d'argent boutonné, je le trempai dans l'huile, et je l'introduisis dans le canal de l'urètre ; à la distance d'environ un pouce, j'éprouvai la résistance d'un corps solide, que je jugeai être un gravier. Je me servis alors d'une curette à extraire les accompagnemens de la cataracte, que je portai un peu au-delà du corps étranger en forçant le long des parois du canal, et en donnant un demi-tour j'entraînai le gravier au-déhors. L'enfant urina aussitôt à plein canal et abondamment.

Je m'en retournai bien satisfait d'avoir guéri si promptement ce petit individu, qui était intéressant par sa beauté, d'une maladie dont les suites auraient pu devenir très-graves. (1)

------

(1) J'ai connu à Paris un religieux-bénédictin de l'abbaye des Blancs-Manteaux, qui est mort de la gravelle dans les reins, six mois après avoir subi l'opération de la cataracte que je lui avais faite avec succès, en présence de MM. Champseru et Daviel, médecins-oculistes. Ce dernier est petit-fils du célèbre Daviel qui a démontré la méthode générale d'opérer la cataracte par extraction.

OBSERVATION

Sur une affection de la vessie chez un enfant de huit ans, qui a fait croire à un chirurgien-lithotomiste que cet enfant avait la pierre.

En 1788, je me rendis en Languedoc pour voir ma famille. Trois jours après mon arrivée, une dame du voisinage m'amena son fils, âgé de huit ans, pour me consulter sur une rétention d'urine qu'il éprouvait de temps en temps et qui le faisait beaucoup souffrir. Je priai cette dame de me permettre de me concerter avec un chirurgien-lithotomiste de mes amis, dans lequel j'avais confiance et dont le père avait opéré avec succès de la pierre un de mes parens. J'écrivis donc à ce chirurgien, qui n'était éloigné que de trois lieues, de se rendre auprès de moi, et je l'invitai à sonder ce petit malade en ma présence. Il décida aussitôt qu'il avait une pierre dans la vessie, et qu'il fallait le disposer à subir incessamment l'opération si ses parens y consentaient.

Je fus curieux de sonder aussi moi-même cet enfant, et j'éprouvai qu'on ne saurait prendre trop de précautions avant de se déterminer à faire une pareille opération, car je ne trouvai point de pierre. Mon collègue le sonda de nouveau avec plus d'attention, et, malgré les recherches les plus exactes, il fut forcé de se rendre à mon opinion et de convenir de son erreur, ce qu'il me dit tout bas à l'oreille.

Je le priai alors de passer dans une autre chambre pour nous expliquer ensemble plus librement, et je promis à la mère du malade de lui rendre un compte fidèle de notre consultation.

Je portai le premier la parole et je dis à mon collègue : « Mon ami, il ne faut » point ici de vanité ; ceux qui exercent » l'art de guérir ne sont pas plus infaillibles » que les autres hommes, et ni vous ni moi » nous ne sommes à l'abri de l'erreur. Mon » opinion est que cet enfant peut être af- » fecté de l'éréthisme du sphincter de la » vessie, et que l'inflammation ou le res- » serrement de cette partie peut occasionner » quelquefois l'occlusion presque complète » de son col et s'opposer à l'écoulement » de l'urine. » Il me répondit que cela était possible. Je lui ajoutai qu'avant d'entreprendre une opération aussi délicate que douloureuse et assez souvent mortelle il fallait se bien assurer de l'existence du corps pierreux, et qu'avant même d'en parler on devait employer tous les moyens préliminaires pour ne s'attirer aucuns reproches. Il fut encore de mon avis et me dit que je raisonnais d'après les véritables principes de l'art, et qu'il ne ferait rien sans mon agrément. Il s'en retourna le lendemain.

Je tranquillisai la mère sur la maladie de son fils, que je fis saigner du bras et mettre plusieurs fois dans les bains ; il urina bientôt librement et sans douleur. La tisane de pissenlit et le régime de vie achevèrent de le guérir radicalement en peu de temps, sans qu'il fût question davantage de pierre ni d'opération.

On ne voit malheureusement que trop d'exemples de semblables erreurs, dont beaucoup de malades ont été les victimes, par la précipitation, l'impéritie ou la présomption de leurs médecins ou chirurgiens, dans des cas graves où ils auraient dû recourir aux lumières d'un confrère éclairé, selon le sage précepte d'Hippocrate, ainsi conçu : « Dans les maladies internes où le » médecin peut se tromper, il n'y a point » de déshonneur pour lui, lorsqu'il est em» barrassé sur la manière dont il doit se » conduire dans de certains cas auprès d'un

» malade, de faire appeler d'autres mé-
» decins, afin d'aviser conjointement avec
» eux sur ce qu'il y a à faire pour le bien
» du malade. »

J'ai fait à ce sujet les vers suivans :

LE MÉDECIN - CHIRURGIEN PRÉSOMPTUEUX.

Pourquoi ne pas admettre un médicament doux,
Simple, et qui du malade appaiserait le pouls ?
Mais non, sur le bon sens la vanité l'emporte ;
Je frémis de le dire et le courroux m'emporte :
Souvent un médecin aime mieux voir périr
Celui que son rival seul aurait pu guérir.
Imprudent! on te voit, par le plus grand des crimes,
A ton orgueil jaloux immoler cent victimes.
De tous les arts le tien est pourtant le plus beau,
Et tu peux par tes soins m'éloigner du tombeau.

Celse dit que la chirurgie commença en
Egypte ; ce fut du temps d'Hérophile que
de grands médecins écrivirent sur cet art et
qu'on nomma des professeurs pour l'en-
seigner. Leclerc, dans son Histoire de la
Médecine, nous a transmis les triomphes
d'Esculape dans cette partie. Il parle aussi
d'un chirurgien d'Alexandrie, nommé Am-
monius, qui coupait hardiment la pierre
dans la vessie quand elle ne pouvait passer
par l'ouverture qu'il avait coutume de faire.

Cette opération était regardée par Hippocrate comme si difficile et si dangereuse

26*

dans certains cas, qu'il faisait prêter à ses disciples le serment de ne jamais la pratiquer, mais de la laisser faire à ceux qui s'y livraient particulièrement. Si le vieillard de Cos avait connu l'opération de la cataracte, il l'aurait sans doute défendue de même que celle de la pierre. Il permettait toutes les autres à ses disciples, comme étant moins dangereuses et moins délicates.

Il paraît que l'opération ou l'extraction de la pierre n'a pas été pratiquée en France avant le quinzième siècle ; voici un trait historique qui favorise cette opinion :

« Sous le règne de Louis XI, aux en-
» virons de l'année 1472, on fit la première
» fois l'extraction de la pierre à un franc-
» archer retenu dans les prisons de Paris
» pour crime : il avait été condamné à être
» pendu. L'arrêt allait être mis à exécu-
» tion, lorsque les médecins de cette ca-
» pitale représentèrent au roi que cet homme
» était attaqué de la pierre ; que plusieurs
» personnes de marque et de considération
» avaient la même incommodité ; qu'il était
» très-important d'essayer sur un homme
» vivant si la pierre ne pourrait pas s'ex-
» traire par incision sans péril, et qu'une
» telle expérience étant hasardeuse ne pour-
» rait être faite que sur un homme con-

» damné au dernier supplice. Ce roi, rem-
» pli de conception et aimant les sciences,
» accorda aux médecins leur demande,
» pourvu, dit le monarque, que le criminel
» y consente ; et pour l'y disposer, il lui
» promit sa grâce et une somme d'argent,
» en cas qu'il en revint. Le coupable n'avait
» certes rien de mieux à faire que d'ac-
» cepter promptement cette proposition.
» L'extraction de la pierre se fit heureu-
» sement, et le criminel guérit en peu de
» temps. Le roi lui tint parole. Cet homme
» vécut encore de longues années après cette
» heureuse opération. »

Les gens de l'art ont redoublé ensuite
de zèle pour la pratiquer plus souvent et
la perfectionner. On la fait aujourd'hui
avec plus de facilité et de succès à l'aide
d'instrumens convenables et d'une invention très-ingénieuse. Il en est de même au
reste de toutes les opérations chirurgicales,
que les connaissances des chirurgiens modernes simplifient de jour en jour de la
manière la plus satisfaisante.

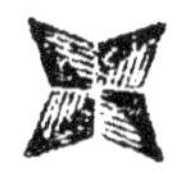

OBSERVATION

Sur une rétention d'urine guérie par la ponction de la vessie et suivie de concrétions pierreuses.

Un garçon-laboureur, âgé de 40 ans, conduisant des bœufs attelés à une charette chargée de gerbes de bled, fit un faux pas au-devant de ses bœufs, et n'ayant pas eu le temps de se relever, la roue lui passa sur le corps et lui fractura les os pubis. Cet accident occasionna sans doute l'oblitération du col de la vessie, car ce blessé fut privé aussitôt de la faculté d'uriner. On envoya chercher sur-le-champ M. Lestrade, chirurgien en chef de l'Hôtel-Dieu de Mirepoix, qui se rendit promptement auprès de cet homme, et l'ayant examiné, conseilla de le transporter sans délai à l'hospice, ce qui fut exécuté.

A son arrivée, M. Lestrade le sonda plusieurs fois, mais il ne put parvenir à franchir le col de la vessie pour y faire pénétrer la sonde. Il se détermina alors, pour soulager ce malade qui se désespérait de ne pouvoir uriner, à donner un coup de trois-quarts dans la vessie , au-dessus des os pubis , et il en sortit une quantité abondante d'urine. M. Lestrade laissa la canule dans la vessie , et la fixa à l'aide d'un cordon de fil qu'il passa dans les deux anses de l'entonnoir et qui fut noué sur une compresse derrière le dos du malade.

Toutes les fois que cet homme avait envie d'uriner , il ôtait le bouchon de liége de la canule, et le remettait lorsqu'il avait fini. Il garda cette canule pendant environ trois ans, et à cette époque on s'aperçut qu'il était attaqué de la pierre. M. Lestrade lui en retira sept avec succès par le haut appareil : elles pesaient ensemble environ une demi-livre.

Je pense que la génération de ces pierres provenait de ce que l'urine n'ayant plus son cours ordinaire par le canal de l'urètre, avait séjourné trop long-temps dans la vessie , où elle s'était épaissie au point d'y développer des concrétions pierreuses ; Vanhelmont a aussi cette opinion sur la formation des pierres dans ce viscère.

Cette observation m'a été transmise par M. Lestrade lui-même, qui m'a informé , deux ans après, que cet homme existait encore. Elle m'a paru mériter d'être rendue publique pour l'instruction des gens de l'art.

HOMMAGE
AUX MEDECINS DE L'ANTIQUITÉ.

JE chante plusieurs grands hommes de l'antiquité, à qui nous devons le commencement des sciences et des arts : ils furent réputés et respectés comme des Dieux, par les services transcendans qu'ils rendirent à la société.

Osiris, Apollon, Esculape et Mercure,
Vous avez recueilli la gloire la plus pure;
Hommes jadis fameux, vous fûtes, dans vos lieux,
Enlevés dans le ciel et mis au rang des Dieux.
Célèbre antiquité ! tel était ton usage :
Tu voulais rendre gloire au mérite du sage;
C'est pour avoir donné tant de soins importans
A ses contemporains comme à ses descendans.
Dieux ! inventeurs des arts, maîtres de la science,
De vous vient la culture et l'art de la semence;
Célèbres médecins, calculant les secours,
Pour la santé, la vie, où tout homme eût recours.

Hippocrate ne fut pas mis au rang des Dieux par ses concitoyens, mais il reçut les honneurs dignes de lui par ses bienfaits et ses travaux infatigables. Ses ouvrages sont un prodige pour l'art de guérir, et

pour immortaliser son nom, je lui ai fait
l'apothéose suivante :

APOTHÉOSE DU GRAND HIPPOCRATE.

O divin Hippocrate ! ô sublime génie
Qui jadis illustras la Grèce ta patrie !
Fameux restaurateur du grand art de guérir !
Le zélé médecin s'applique à parcourir
Les ouvrages sortis de ta plume savante,
Et l'univers entier te célèbre et te chante.

C'est dans l'île de Cos que tu reçus le jour ;
Tu ne le reçus point par un vulgaire amour :
D'Esculape tu sors par ton illustre père ;
Hercule est ton ayeul du côté de ta mère.

Du docte Hérodicus tu reçus les leçons ;
Tu fus le plus fameux de tous ses nourrissons :
Tu formas le premier un corps de médecine,
Où tu développas ta science divine.

Le savant Galien fut le commentateur
Des sublimes écrits qui te font tant d'honneur,
Qui donnent le moyen, en aidant la nature,
De soulager les maux que tout mortel endure :
Cet estimable auteur, ce médecin profond,
Cet homme universel, d'un esprit si fécond,
Galien te proclame un oracle suprême,
Ta parole lui semble être d'un Dieu lui-même.

Tu consacras tes jours au bonheur des mortels,
Et tu méritais d'eux un temple et des autels :
Tu fis voir de ton art le prix et la sagesse,
En atteignant par lui la plus grande vieillesse.

Que tu rendis aux Grecs un service important,
Les traitant de la peste et les en délivrant !
Tu l'avais bien prédit que cette maladie
Infesterait la Grèce ainsi que l'Illyrie.

Une couronne d'or fut pour toi, dans ces lieux,
Le prix de tes travaux, et presqu'au rang des Dieux,
Comme Hercule autrefois, tu fus comblé de gloire ;
Tes chers Athéniens vénèrent ta mémoire.

Ce terrible fléau moissonnait les Persans ;
Leur roi, pour t'attirer, t'offrit mille présens :
Mais tu lui répondis que l'appas des richesses,
Du grand Artaxercès les dons et les caresses,
Ne t'engageraient pas à quitter ton pays,
Pour aller secourir ses plus grands ennemis ;
Que l'or, ce vil métal qui séduit le vulgaire,
N'était rien à tes yeux ; qu'ayant le nécessaire,
Et de quoi satisfaire à tous tes vrais besoins,
Les richesses étaient indignes de tes soins.

Sur ton refus, ce roi voulut, dans sa colère,
Te faire ressentir sa vengeance sévère ;
Mais tes concitoyens, méprisant sa fureur,
Ne te livrèrent point à son courroux vengeur.
Non, répondirent-ils, non, un prince barbare
Ne possédera pas un médecin si rare !
Les Grecs n'ont jamais peur, ils bravent les tyrans ;
Ils sauront bien répondre à leurs emportemens.

Du vin, profond docteur, tu nous prescris l'usage,
Pour nous fortifier : quoiqu'en dise le sage,
Tu nous permets par fois d'égayer nos esprits,
Et de nous enivrer en dépit du mépris.
Tu veux que tout malade, épuisé de faiblesse,

En

En prenne sobrement, et loin de sa maîtresse ;
Et qu'un fébricitant en use avant l'accès,
Souvent en le trempant et fuyant tout excès.
Jadis les Grecs, fameux par leur mâle éloquence,
Aimaient fort à trinquer, buvaient par excellence :
Philosophe, artisan, cherchaient le bon vin vieux ;
Chacun faisait un conte et buvait de son mieux.

Tu pratiquas aussi l'art de la chirurgie,
En parcourant la Grèce ainsi que la Phrygie ;
Tu formas par tes soins des élèves savans,
Qui furent héritiers de tes rares talens.
Tu les fis s'engager par de saintes promesses,
Jurer par Apollon, autres Dieux et Déesses,
Que toujours ils suivraient l'honneur, la probité,
Retiendraient le secret, fuiraient la volupté.

Tu préféras toujours aux drogues minérales
Les médicamens doux des classes végétales,
Et ta diète excellente est bien propre à calmer
Le vice d'un sang chaud sujet à s'enflammer.

Tu sus mettre à profit les cures du Centaure,
Et les tables de Cos et celles d'Epidaure.
Ces principes épars tu nous les rassemblas ;
Pour la santé du corps tu nous les proposas.

Que d'immenses travaux, quel zèle et quel courage !
Tes aphorismes purs passeront d'âge en âge :
Que d'art, que de raison dans tes diagnostics,
Qui sont de vrais chefs-d'œuvre avec tes pronostics !

Tu fus juste, prudent, pensant avec noblesse,
Fort désintéressé, connu par ta sagesse ;
Aimable philosophe et rempli de douceur,
Le peuple t'admirait en louant ta candeur.

27

Tous tes préceptes sont une mine féconde
Qu'on fouillera toujours pour le bonheur du monde.
Ton nom, divin vieillard, est par-tout respecté ;
Ton zèle sera cher à la postérité :
Cet exemple frappant est digne de mémoire,
Et jamais ton égal n'a paru dans l'histoire.

Nota. Hippocrate est mort à Larisse, ville de la province de Thessalie en Grèce, âgé de 104 ans, 356 ans avant l'ère vulgaire. On l'ensevelit entre Gyrtone et Larisse, où l'on montre encore aujourd'hui son sépulcre.

FIN.

TABLE
DES MATIÈRES.

FIN DE LA TABLE DES MATIÈRES.